Jennifer Wade

# Bauch, Beine, Po

## Gymnastik für Problemzonen

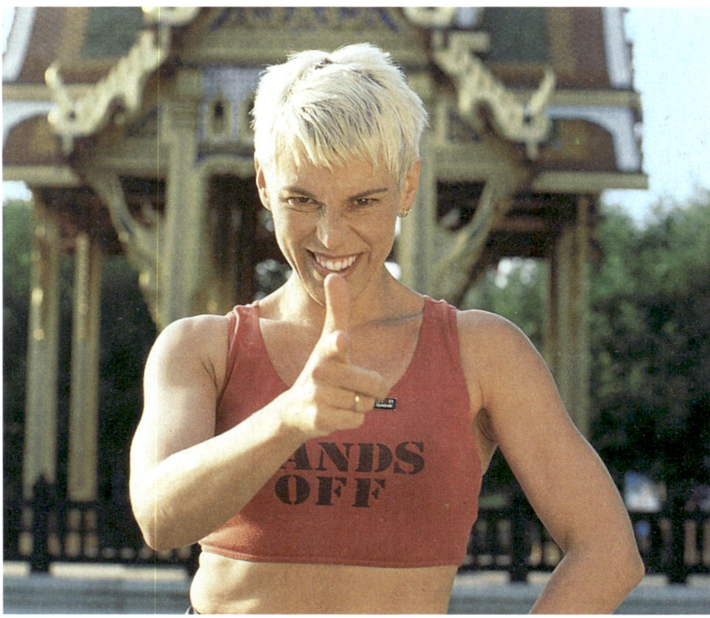


BELLAVISTA

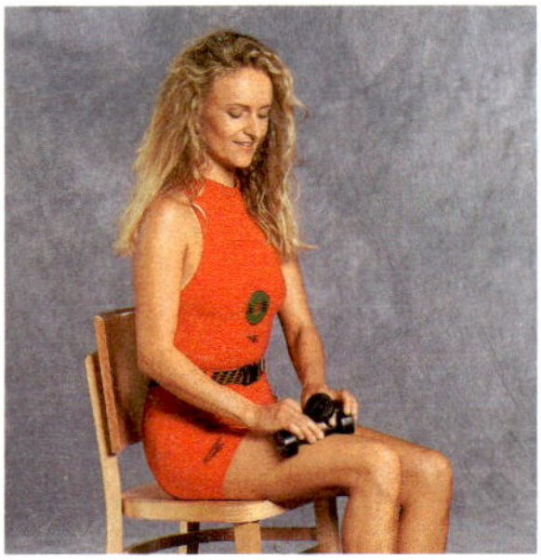

# Inhalt

*Ganz gleich, wo Sie gerade sind und wie viel Zeit Sie haben: Es bietet sich praktisch immer eine Gelegenheit, etwas für die Fitness zu tun.*

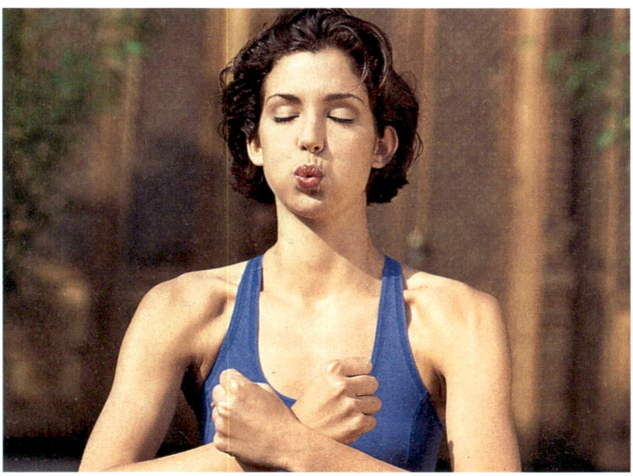

*Grundlage des Erfolgs bei jeder Form von sportlicher Betätigung ist die richtige Atmung. Die ausreichende Sauerstoffzufuhr entscheidet über Fettverbrennung und Muskelzuwachs.*

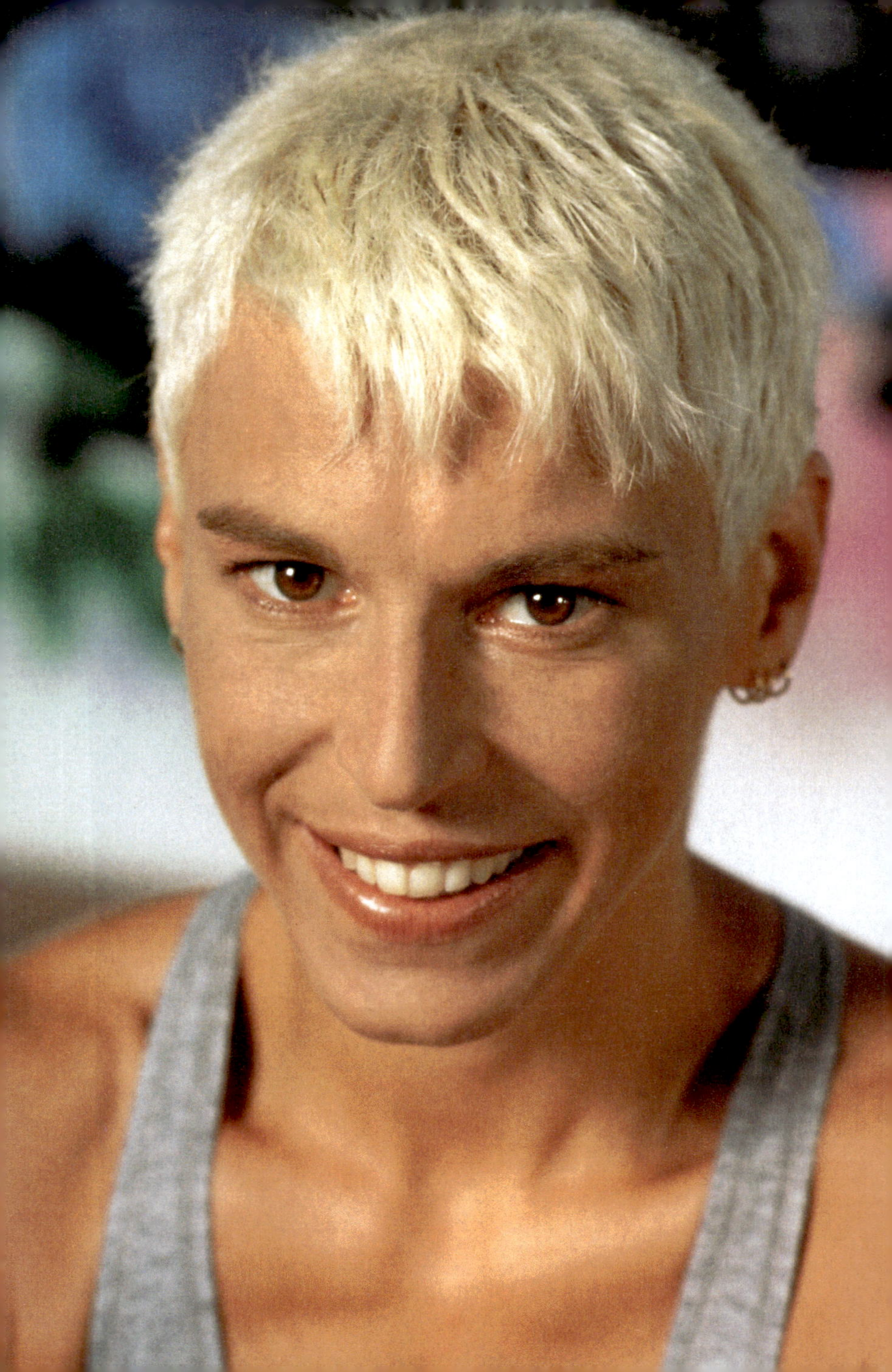

# Die Jennifer-Wade-Philosophie

*Der Zwilling ist nicht nur mein Sternzeichen, sondern auch das Sinnbild meines bisherigen Lebens. Man kann fast sagen, dass zwei Seelen in meiner Brust wohnen: die amerikanische und die deutsche.*
*Bis ich 20 Jahre alt war, habe ich in den USA gelebt, seit 24 Jahren wohne ich in Deutschland. Viele Entwicklungen, die ich in den USA beobachtet habe, erlebe ich nun in Deutschland als déjà vu. Vielleicht kann ich deshalb manche Trends voraussehen – vor allem solche, die die Fitness betreffen.*

**Der Fitnesswahn hat ausgedient. Für Jennifer Wade, Kultfrau der Szene, geht es darum, ein positives Körpergefühl zu entwickeln – fernab von Schinderei und Leistungsgedanken.**

## Fitness – für ein neues Lebensgefühl

Alles, was ich dort und hier erlebt habe und erleben musste, hat mich in meiner Entwicklung geprägt. Ich habe versucht, aus allen meinen Erfahrungen eine Lehre zu ziehen: aus meinen Essstörungen, mit denen ich fast 20 Jahre lang kämpfte, aus meinen Verletzungen durch unkluges Training und aus den harten, disziplinierten Zeiten als Balletttänzerin.
Heute sehe ich alles, was ich erlebt habe, als Schicksal an. Es trug zur Bildung eines wertvollen Erfahrungsschatzes bei, den ich an meine Schüler und Kursteilnehmer und nun auch an Sie als Leser weitergeben kann. Alle Übungen, die ich als Teil des Trainingsplans in diesem Buch vorstelle, habe ich selbst in meinem eigenen Training, in meinem Unterricht oder beim Personal Training eines Kunden angewendet.

*Jennifer Wade, ehemalige Ballettlehrerin, ist eine der international höchst renommierten Fitnesstrainerinnen.*

Ich verlange von niemandem, etwas zu tun, was ich nicht selbst tun würde: »I live what I give.« Ich war auch schon an dem Punkt, an dem Sie vielleicht jetzt gerade sind, und möchte Sie auf dem Weg zu einem besseren Körpergefühl begleiten – mit und von ganzem Herzen.

## Damals und heute

Früher war man einfach aktiver. Man brachte seine Briefe zur Post, während der Weg heute nur bis ans Faxgerät führt. Viele würden am liebsten mit dem Auto bis in den Lift fahren und gleich im Raum landen. In den Kaufhäusern füllen die Leute die Rolltreppen und Lifte, obwohl die meisten von ihnen gar keine schweren Einkaufstüten zu tragen haben. Anstatt die Füße zu benutzen, wählen sie diesen bequemeren Weg. Bei diesen Vorbildern ist es kein Wunder, dass es so viele Kinder und Teenager mit Übergewicht gibt.

**Der Befreiung der Frau von Küche, Kindern und Korsagen folgt jetzt die Abkehr vom Diätterror und Fitnesswahn. »Find your Balance« heißt die neue Devise – »Entwickle dein eigenes Körpergefühl«.**

Stundenlang sitzen wir vor dem Computer oder vor dem Fernseher; diese körperliche Inaktivität führt zu Muskelverspannungen und -schwächen. Auch das wöchentliche Squash- oder Badmintonmatch schafft dafür keinen Ausgleich. Sport hat nicht die gleiche Wirkung wie Fitnesstraining, sondern kann einseitige Muskelbelastungen sogar noch verstärken.

Andererseits tragen moderne Kommunikationsmittel wie z. B. das Fax oder das Handy dazu bei, dass das Lebenstempo immer schneller wird. Die gesamte westliche Welt lebt im Stress – Termine über Termine. Ohne einen Zeitplaner kann man die Anforderungen des Alltags nicht mehr bewältigen. Weil wir zu viele Termine annehmen und verplanen, überbuchen wir sogar unsere Freizeit. Dieser Stress nimmt uns nicht nur die innere Ruhe und Gelassenheit, sondern er raubt uns auch Energie und schwächt unser Immunsystem.

## Lernen Sie Ihren Körper kennen

Auf der anderen Seite wissen wir heute viel besser über unseren Körper Bescheid. Die neuesten Forschungsergebnisse geben Hinweise auf das richtige Training und die richtige Ernährung. Sie zeigen Wege, wie wir unsere Lebensdauer verlängern können. Trotzdem nehmen sich die meisten Menschen nicht die Zeit, ihren Körper und dessen Funktionen kennen zu lernen.
Ist es nicht erstaunlich, dass viele Männer das gesamte Innenleben ihrer Autos vom Keilriemen bis zum Vergaser in- und auswendig kennen, aber nicht wissen, wo sich ihr Quadrizeps befindet? Und bei uns Frauen sieht es nicht viel besser aus: Wir kennen in der Regel das beste Make-up für die Haut, aber nicht das Make-up unter der Haut – die Muskeln. Dabei ist unser Körper auch unser Zuhause – jeder Raum und jede Ecke sollte uns bestens vertraut sein. Ebenso wie wir uns um unseren Haushalt kümmern, braucht auch unser Körper Aufmerksamkeit – innen und außen.

**Personal Training, also individuelles Training, ist ein Weg, unter fachkundiger Anleitung ein positives Körpergefühl zu entwickeln. Denn das bleibt in der heutigen Zeit oft auf der Strecke.**

## Reach out!

Tatsache ist: Es gibt keinen schnellen Weg zur optimalen Fitness. Veränderungen und Verbesserungen passieren schrittweise. Jede und jeder muss selbst die Entscheidung treffen, den Weg zu mehr Gesundheit – jetzt und zukünftig – zu gehen. Beim ersten Schritt sind Sie ganz auf sich gestellt. Der Wunsch, etwas zu verändern, muss von Ihnen selbst kommen.
In diesem Buch biete ich Ihnen meine jahrelangen Erfahrungen an, kombiniert mit den neuesten sportmedizinischen Erkenntnissen, um Sie auf dem Weg zu einem neuen Lebensgefühl zu begleiten. Lassen Sie sich von mir motivieren: »Let me touch your life.«

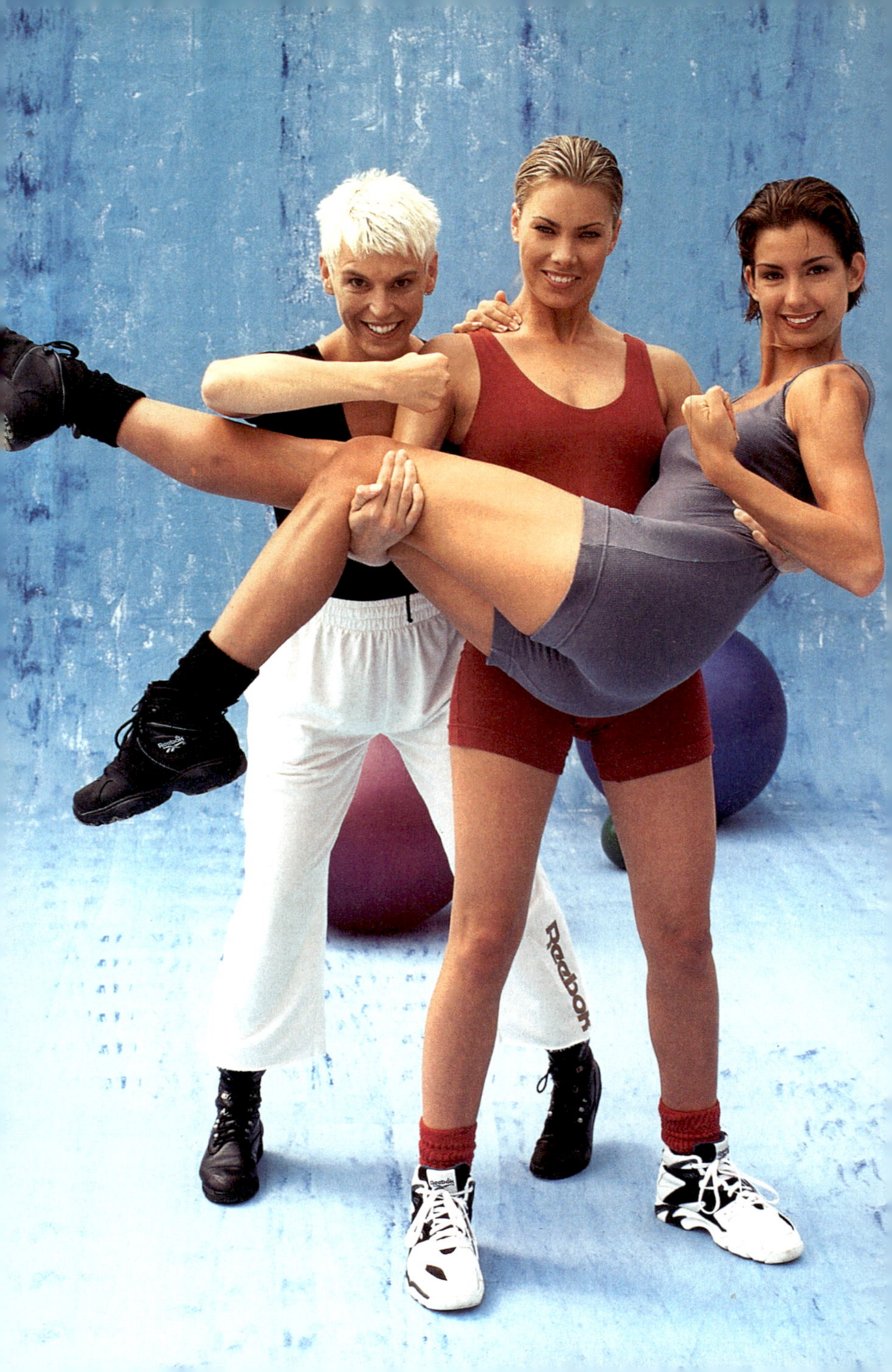
Reebok

# Was bedeutet Fitness?

*»I believe in fitness« ist ein Statement, das alle meine Kursteilnehmer oder Interviewpartner als erstes von mir hören. Bei der Arbeit zu diesem Buch habe ich mir natürlich viele Gedanken gemacht, was es eigentlich bedeutet, wenn ich das sage. Wovon bin ich so tief überzeugt?*

**Fitness ermöglicht es, Alltagsaufgaben so zu bewältigen, dass man am Abend nicht völlig gestresst ist und noch genügend Energie für andere Dinge hat.**

## Den Alltag energievoll bewältigen

Aus meiner Muttersprache entlehnt, haben sich die Wörter »fit« und »Fitness« mittlerweile im deutschen Sprachschatz etabliert. Eine genaue Definition der Begriffe oder des Zustands ist allerdings schwierig. Der Präsident des Weltverbands für Sportmedizin, Professor Hollmann aus Köln, hat Fitness als einen »Zustand der psychischen und physischen Leistungsbereitschaft für eine bestimmte Aufgabe« beschrieben.

Ich möchte Fitness hier als ein ganzheitliches Konzept vorstellen, das nicht nur die körperliche Bewegung beinhaltet, sondern darüber hinaus alles, was unserem Körper gut tut: ein ausgewogenes Training, das uns Kraft für den Alltag gibt. Dazu gehören ein kontrolliertes Herz-Kreislauf-Training, eine korrekte Atemtechnik, damit unser Körper genügend Sauerstoff erhält, ein maßvolles Muskeltraining, das unsere Körperhaltung unterstützt und für ein strafferes Aussehen sorgt, ein Flexibilitäts- und Entspannungstraining und ein vernünftiger Ernährungsplan, der dem Körper die benötigte Energie zur Verfügung stellt.

*Fitness im Alltag: Das bedeutet nicht nur körperliche Leistungsfähigkeit, sondern auch gutes Aussehen und ein besseres Selbstwertgefühl.*

## Was ist Aerobic?

Zur Vorbeugung von Herz-Kreislauf-Erkrankungen und Stoffwechselstörungen sind gewisse Bewegungsarten bestens geeignet: Dazu gehören Jogging, Walking, Radfahren und natürlich Aerobic – in sanfter Form.

Die meisten Menschen kennen Aerobic als Ausdauergymnastik mit Musik. Diese Definition erklärt jedoch nicht seine Faszination, denn Aerobic ist viel mehr: Musik, Bewegung, eine Art zu leben. Aerobic ist ein geselliges Gruppentraining, das mit Schwung Herz und Kreislauf trainiert, die Koordination verbessert und die Beweglichkeit fördert. Darüber hinaus werden die Musikalität und die Körperwahrnehmung geschult.

**Fitness beinhaltet das Training von Herz, Kreislauf, Muskelkraft, Ausdauer und Flexibilität, hinzu kommt noch eine intensive Auseinandersetzung mit der Ernährung.**

## Die Wurzeln

Erstmalig sprach man in den siebziger Jahren von Aerobic Dance Exercise. Abgeleitet wurde der Begriff vom griechischen Wort »aerob«, das »mit Sauerstoff« bedeutet. Da Bewegungstraining zu aktuellen Hits einen Riesenspaß macht, erlebte Aerobic ungeheure Erfolge. Dann folgte die harte Bauchlandung. Viele Teilnehmer litten nach kürzester Zeit an Verletzungen, insbesondere der unteren Extremitäten. Grund dafür waren unzureichend ausgebildete Trainer und zusammengewürfelte Gruppen.

Zusätzlich wurde auf harten Bodenbelägen ohne oder nur mit untauglichen Schuhen trainiert. Die Orthopäden hatten infolgedessen viele Aerobicsportler als Patienten – Aerobic geriet in Misskredit. Erst der methodische Aufbau von Trainingsprogrammen, die auf den neuesten sportwissenschaftlichen Erkenntnissen basierten, und eine fundierte Ausbildung der Lehrer verhalfen Aerobic zu seinem heutigen Stellenwert.

## Warum Aerobic allein nicht genug ist

Viele Menschen besuchten jahrelang in Vereinen oder Fitnessstudios die klassischen Aerobicstunden und verbesserten damit die Leistungsfähigkeit ihres Kreislaufs. Abnehmen war jedoch oft das einzige Ziel, vor allem der weiblichen Teilnehmerinnen. Nach einiger Zeit stellten viele fest, dass ihnen das Training zwar Spaß machte, der Körper sich dabei aber wenig veränderte. Das lag daran, dass Aerobicübungen leider kein gezieltes Muskeltraining für den gesamten Körper beinhalten. Aerobicfans überließen das Ganzkörpermuskeltraining meistens den Bodybuildern. Irgendwann kam jedoch für alle der Punkt: »Etwas fehlt …«

**High Impact, Mixed Impact, Fatburner, Funk, Hip-Hop, Step und Walking – alle diese Trainingsformen leiten sich vom klassischen Aerobic ab.**

## Neue Varianten

Ich bot ein kombiniertes Muskelkraft-Ausdauer-Training an. Zuerst nannte ich den Kurs einfach nur Workout (siehe Glossar, Seite 124ff.). Die gesamte Stunde war als Ganzkörpermuskel-Workout konzipiert, anstatt – wie in den klassischen Kursen – die Stunde mit etwas Arm-, Bauch- und Beinkrafttraining zu beenden. Um die Intensität zu steigern, begann ich mit kleinen Rubberbands (Gummibänder, die als Widerstand benutzt werden) zu arbeiten.

Wenig später nahm ich kleine Hanteln dazu und benannte die Stunde in Bodystyling um. Nur ein Jahr darauf wagte ich das Experiment und führte einen neu entwickelten Problemzonenkurs Abs/Gluts/Thighs (Bauch/Po/Beine) ein. Die Kurse sind inzwischen sehr beliebt, viele haben erkannt, dass die Muskeln das Make-up unter der Haut sind. Die meisten Studios bieten mittlerweile ähnliche Kurse an: Workouts wie Bodysculpt, P-Zone usw. (siehe Glossar, Seite 124ff.) haben regen Zulauf, denn die Teilnehmer merken die positive Veränderung, die diese Trainingsform für sie mit sich bringt. Und weil viele Menschen immer mehr über ihren Körper wissen und sich eine intensivere Trainingsbetreuung wünschen, ist der nächste Schritt das maßgeschneiderte, individuelle Training …

## Was Personal Training bietet

**Personal Training ist ein speziell auf eine Person zugeschnittenes Fitnessprogramm, das Ausdauer, Kraft, Beweglichkeit und Koordination trainiert.**

Wir sind heute so gut über die gesundheitliche Bedeutung von Bewegung informiert wie nie zuvor. Personal Training ermöglicht z. B. Menschen mit unregelmäßigen Arbeitszeiten, Fitness in ihren Alltag zu integrieren. Anderen hilft die ständige individuelle Betreuung, Motivationsprobleme zu überwinden, denn oft werden Fitnessprogramme mit vielen guten Vorsätzen begonnen, aber nicht durchgehalten.

Außerdem ist Personal Training durch seine individuelle Konzeption weitaus intensiver und damit effektiver: Sie können schon nach relativ kurzer Zeit größere Erfolge feststellen als bei einem Gruppentraining.

Zusammen mit dem zu Trainierenden stelle ich einen Trainingsplan zusammen, der sowohl die Bedürfnisse und Wünsche des Kunden als auch seine Lebensform und Ausgangssituation berücksichtigt. Durch meine ständigen Korrekturen während der Übungen werden optimale Trainingseffekte erreicht. Ich werde so zum Gedächtnis des Kunden. Meine Anwesenheit hilft bei Motivationsabfall. Der Übende hat das angenehme Gefühl: Ich bin nicht allein …

Personal Training ist zudem von seiner Struktur her sehr flexibel: Leute, die ein Studio oder einen Verein nicht besuchen wollen oder können, haben die Möglichkeit, zu Hause betreut zu werden. Die Gründe dafür können sehr unterschiedlich sein: Entweder gibt es, wie schon angesprochen, zeitliche Engpässe, oder die Person ist in der Öffentlichkeit bekannt und möchte deshalb nicht so gerne »unter Leute gehen«. Ein weiterer Grund ist ein lang andauerndes Rehabilitationstraining nach Unfällen. In den USA wird Personal Training als Postrehabilitationstraining im Krankenhaus durchgeführt. Auch manche Firmen wünschen ein solches Bewegungsprogramm für ihre Angestellten im Haus.

Sie als Leser oder Leserin werde ich bei der Lektüre dieses Buchs begleiten und Ihnen Wege zu einer besseren Lebensqualität zeigen. Meine im Lauf der Jahre gesammelten Erfahrungen habe ich für Sie leicht nachvollziehbar aufgezeichnet und illustriert. Machen Sie sich dieses Wissen zunutze, stärken Sie Ihren Körper, und erleben Sie dadurch einen Zuwachs an geistiger und seelischer Ausgeglichenheit und Kraft.

**Ganz gleich, welche Voraussetzungen Sie haben – für jeden gibt es die Möglichkeit, mit individuellem, systematischem Training das persönliche Lebensgefühl zu verbessern.**

## Ihr persönliches Trainingsprogramm

Dieses Buch bietet Ihnen ein maßgeschneidertes Trainingsprogramm. Anhand der unterschiedlichen Körpertypen (Seite 19) und Ihrer eigenen Fitnesscheckliste (vordere Umschlagklappe) können Sie sehen, welches Trainingsprogramm für Sie infrage kommt oder wie Sie es sich neu zusammenstellen können. Die Muskelfunktionen sind mittels einer Grafik (Seite 50f.) erklärt; die Übungen sind in anschaulichen Bildserien dargestellt.

Für Ihr Personal Training stelle ich Ihnen meine gesamte Fitnesserfahrung zur Verfügung. Ich will Ihnen Mut machen, mit Ihrem Programm zu beginnen und sich in kleinen Schritten Ihrem persönlichen Ziel zu nähern. Schon innerhalb von sechs bis zwölf Wochen werden Sie die ersten Veränderungen bemerken. Wenn Sie es erlauben, werde ich Ihr Personal Trainer sein. Das einzige, was Sie dazu benötigen, sind Konsequenz und Geduld.

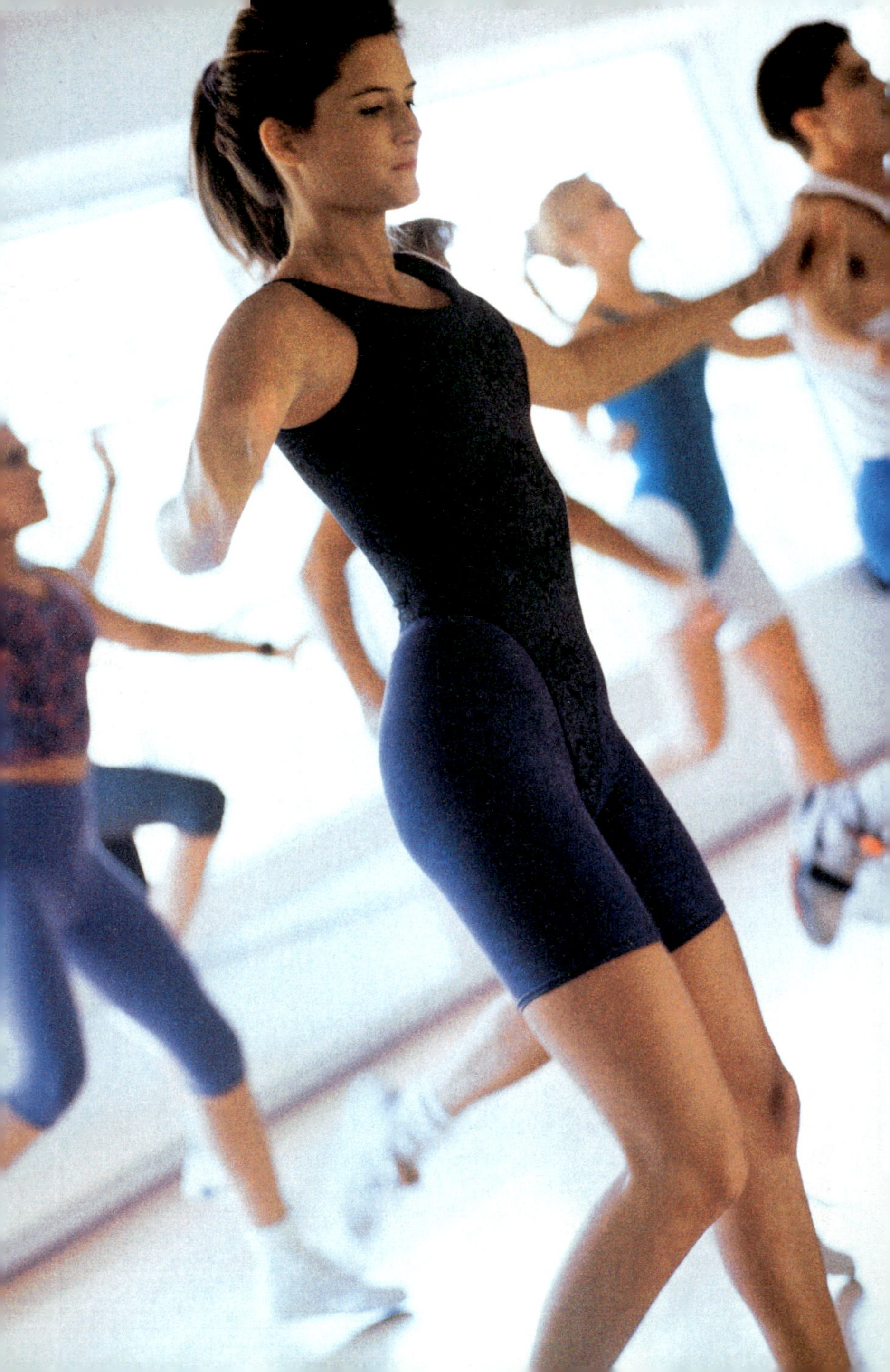

# Aller Anfang ist schwer

*Als ich meine Tochter eines Nachmittags von der Kindermusicalgruppe abholte, fragte mich die Lehrerin, ob ich denn nicht Lust hätte, an einem Jazzgymnastikkurs teilzunehmen. Ich werde die erste Stunde dieses Kurses nie vergessen, denn sie war ein entscheidender Einschnitt in meinem Leben.*

**Die Konfrontation mit dem eigenen Spiegelbild kann frustrierend sein. Sie kann aber auch der Auslöser dafür sein, alte Gewohnheiten aufzugeben und endlich etwas für sich zu tun.**

## Spieglein, Spieglein an der Wand ...

Ich stand in meinen weiten Jogginghosen – sie sollten Hüften und Beine kaschieren – zwischen all den anderen wohlproportionierten Frauen in knapp geschnittenen Gymnastikanzügen. Ein Spiegel reichte vom Fußboden bis zur Decke, und darin sah ich etwas vollkommen anderes als im Spiegel zu Hause: Der zeigte nur mein schmales Gesicht und meinen zierlichen Oberkörper. Im Gymnastikraum sah ich eine Jennifer, die mich absolut entsetzte – eine lebendige Birne! Oben ganz schmal und unten breit. Ich empfand meine Oberschenkel als zu dick, so als hätte ich gar keine Beine. Der Anblick war mir unerträglich. Zum Glück schaltete der Trainer genau in dem Moment, in dem ich eigentlich im Erdboden versinken wollte, die Musik ein und begann mit der Stunde. Die Bewegungen zur Soulmusik bereiteten mir dann so viel Freude, dass ich bis zum Ende der Stunde blieb, trotz »Jennifer-Birne« im Spiegel. Als ich den Raum verließ, war ich beschwingt und voller Energie und freute mich schon sehr auf die nächste Woche.

*Fitnesstraining ist auch alleine und zu Hause durchführbar – die Motivation fällt allerdings in der Gruppe leichter.*

**Ein Fitnessprogramm verspricht nur dann Erfolg, wenn man sich selbst vorurteilslos gegenübersteht.**

Ich ging dann immer häufiger in die Kurse, bald sogar täglich, weil ich mich nach dem Training so richtig wohl fühlte. Die Bewegungen zur Musik öffneten eine schon vergessene Energiequelle in mir, ich fühlte eine innere Kraft, die mir das Leben leichter machte.

Dieses Erlebnis hat mir gezeigt: Man muss sich zunächst einmal so akzeptieren, wie man ist. Vergleichen Sie sich also nie mit einem früheren Bild von sich selbst, und orientieren Sie sich weder an Models noch an Vorgaben für Idealgewicht und Idealmaße. Jedes erfolgreiche Fitnessprogramm beginnt damit, dass man sich selbst lieben lernt. Auch ich habe schließlich »Jennifer-Birne« lieben gelernt.

## Was für ein Körpertyp sind Sie?

Sind Sie schlank, muskulös, oder neigen Sie schnell zu Gewichtszunahme? Sind Sie groß, klein oder mittelgroß? Zierlich oder eher breit gebaut?

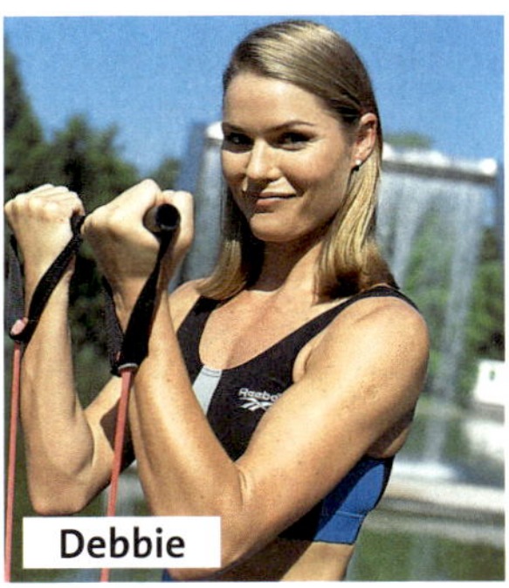

Debbie

Denken Sie bei dieser Selbstanalyse daran, dass gewisse körperliche Kriterien genetisch festgelegt sind. Physiologen kategorisieren die verschiedenen Veranlagungen des Menschen in drei Körpertypen: Sie unterscheiden den leptosomen, den athletischen und den pyknischen Typ (siehe Tabelle Seite 19).

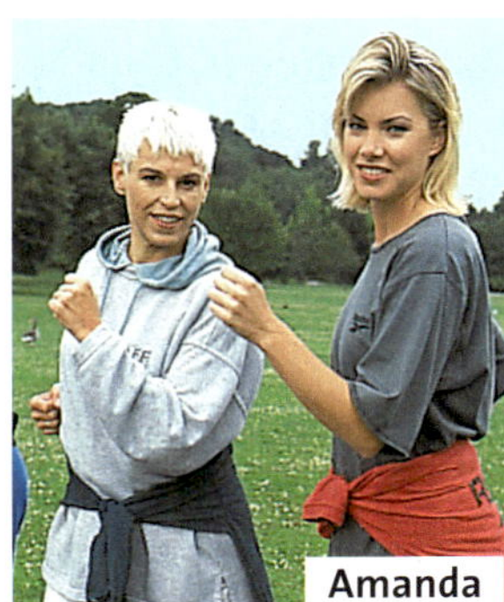

Amanda

Bei vielen Menschen dominiert ein Körpertyp, wobei Merkmale der beiden anderen Typen immer mit einfließen. Aber: Jeder Mensch, egal zu welchem Körpertyp er neigt, kann durch Training seinen Körper positiv beeinflussen. Allerdings muss ein schlanker, muskulöser Mensch mit geringem Körperfettanteil anders trainieren als ein pyknischer Typ. Die jeweiligen Trainingsinhalte sollten den individuellen Bedürfnissen der Person entsprechen. Trainieren Sie also clever!

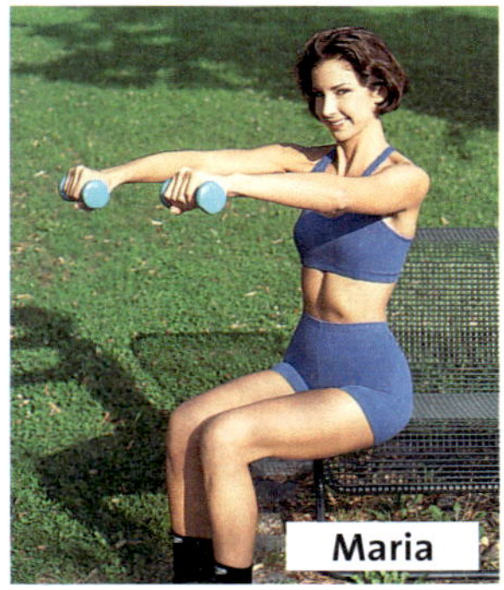
Maria

## Unsere Models für die Übungen

Die Australierin Debbie ist überwiegend athletisch gebaut. Obwohl sie sehr lange Gliedmaßen hat, geht ihr Unterkörper etwas in die pyknische Richtung. Sie trainiert regelmäßig: Wenn sie nicht zum Joggen kommt, geht sie in den Fitnessclub auf das Laufband und ergänzt ihr Programm an den Krafttrainingsmaschinen.

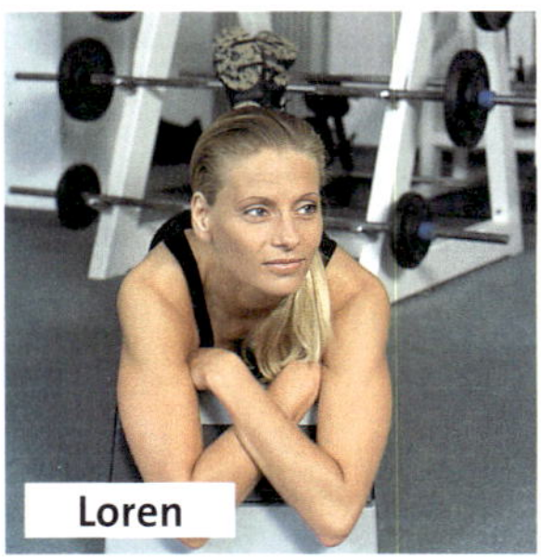
Loren

**Jeder Mensch hat unterschiedliche Bedürfnisse – Personal Training geht ganz gezielt auf sie ein.**

Die Spanierin Maria hat ein Problem, das viele Frauen gerne hätten: Sie muss sich zum Essen regelrecht zwingen. Ihre Extremitäten sind lang, und ihr Körperbau ist zierlich. Sie ist als leptosom einzuordnen.

Die Deutschdänin Loren, die Amerikanerin Amanda und die Münchnerin Daniela sind zwischen leptosom und athletisch einzustufen. Loren achtet auf ein ausgewogenes Trainingsprogramm für Ober- und Unterkörper.

Amanda hat eine besondere Vorliebe für Tennis und Skating, sie trainiert nur unregelmäßig im Fitnessclub.

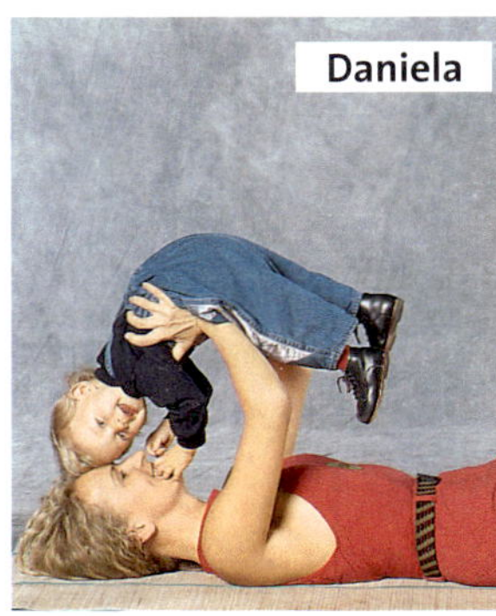
Daniela

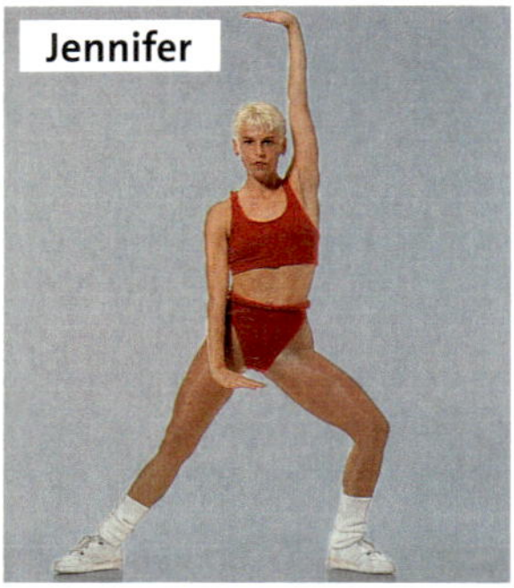


Daniela ist die einzige, die nicht als Model arbeitet. Sie ist Mutter einer achtjährigen Tochter und begann nach der Geburt, mit Büchern und Videos zu trainieren.

Und denken Sie an »Jennifer-Birne«: oben athletisch und unten pyknisch. Durch mein jahrelanges Training hat sich mein Oberkörper dem athletischen Typ sehr genähert, und mein Unterkörper tendiert mittlerweile auch in diese Richtung.

## Allgemeine Hinweise für ein Training

### Trainingsmethodik

**Beginnen Sie Ihr Trainingsprogramm langsam, aber sorgen Sie dann für eine kontinuierliche Steigerung.**

Ganz allgemein gilt für jedes Training, dass Sie starke Gelenkbelastungen vermeiden sollten. Mein Training basiert grundsätzlich auf einer Mehrsatzmethode, bei der in einer Trainingseinheit der Schwerpunkt auf eine Körperpartie gelegt wird – dafür wird in der nächsten Stunde eine andere Körperpartie trainiert.

### Kraft- und Ausdauertraining

Beim Krafttraining werden gezielt bestimmte Muskelgruppen in Angriff genommen, also beispielsweise die Bauchmuskulatur. Ausdauertraining ist von geringerer Intensität, berücksichtigt aber den gesamten Körper und bringt den Kreislauf in Schwung. Beide Trainingsformen ergänzen einander sinnvoll.

### Sätze und Wiederholungen

Unter einem Satz versteht man die festgelegte Wiederholungszahl einer Kraftübung; diese Sätze werden auch als eigenständige Trainingseinheit gesehen.

## Die verschiedenen Körpertypen

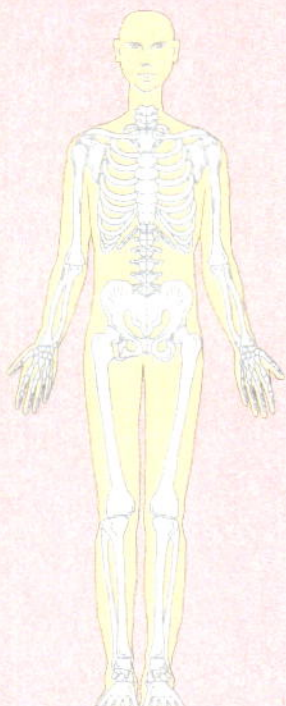

### Leptosom

Schlanker Körperbau, zierliche Gelenke, wenig Körperfett und Muskelmasse, hohe Verwertungsrate von Nahrungsmitteln. Muskelzuwachs schwierig.

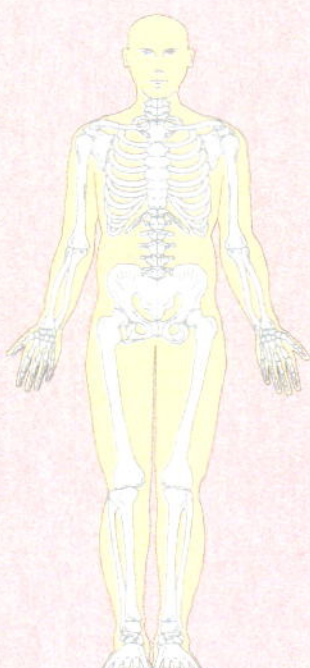

### Athletisch

Athletischer, muskulöser Körperbau, langer Oberkörper, breite Brust, ausgewogene Proportionen (breite Schultern, schmale Hüften). Schnellerer Muskelzuwachs.

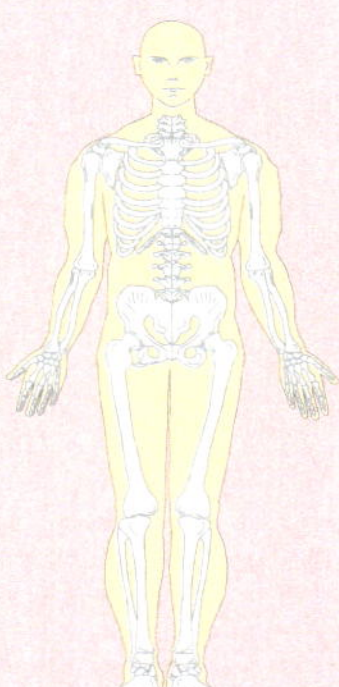

### Pyknisch

Breite, kräftige Knochenstruktur, schlechte Verwertungsrate von Nahrungsmitteln, neigt zu mehr Körperfett. Langsamer Muskelzuwachs.

**Die unterschiedlichen Körpertypen sind selten in Reinform anzutreffen – wesentlich häufiger begegnet man Mischtypen.**

### Intensität

Unter Intensität versteht man im Krafttrainingsbereich die Widerstandsgröße, also das Gewicht, mit dem gearbeitet wird. Im Ausdauerbereich ist sie ablesbar an der Pulsfrequenz.

**Ein einfaches und effektives Mittel zur Selbstkontrolle: An der Pulsfrequenz kann man die jeweilige Trainingsintensität ablesen.**

#### Der Herzfrequenzzielbereich

Der Herzfrequenzzielbereich ist der Pulsbereich, in dem Sie sich während eines Ausdauertrainings bewegen sollten. Der von führenden Sportmedizinern der Welt empfohlene Herzfrequenzzielbereich liegt bei 65 bis 75 Prozent der maximal erreichbaren Herzfrequenz in diesem Training. Dieser Bereich ist abhängig vom Alter und von der Trainingsdauer. Je älter Sie werden, umso tiefer liegt die Zielzone. Wenn Sie länger trainieren möchten, z. B. über 45 Minuten, sollten Sie sich eher an der unteren Grenze des Bereichs bewegen.

| Alter | Herzschläge pro Minute<br>65 % 75 % | Maximaler Puls pro Minute |
|---|---|---|
| 20 | 120 - 150 | 200 |
| 25 | 117 - 146 | 195 |
| 30 | 114 - 142 | 190 |
| 35 | 111 - 138 | 185 |
| 40 | 108 - 135 | 180 |
| 45 | 105 - 131 | 175 |
| 50 | 102 - 127 | 170 |
| 55 | 99 - 123 | 165 |
| 60 | 96 - 120 | 160 |
| 65 | 93 - 116 | 155 |
| 70 | 90 - 113 | 150 |

## Erholung

Erholungsphasen sind dringend notwendig: Wird eine von einem Training noch müde Körperpartie erneut in Anspruch genommen, so ruft man oftmals den gegenteiligen Effekt hervor. Der Muskel ist zu müde, die körperliche Arbeit wird dann mit Sehnen, Bändern und Gelenken aufgefangen, was zu deren Schädigung führen kann. Nach dem Superkompensationsprinzip benötigt der Körper nach Belastung eine Erholungsphase.

**Für ein Fitnesstraining ist es nie zu spät. Wer allerdings lange keinen Sport mehr getrieben hat, sollte sich zunächst vom Arzt durchchecken lassen.**

## Ernährung

Stress im Beruf, Anstrengung beim Sport – damit Ihr Körper diesen Belastungen gewachsen ist, müssen Sie ihn optimal mit Nährstoffen versorgen. Das funktioniert nur mit einer sinnvollen, möglichst vielseitigen Ernährung. Vergessen Sie Diätfrust und ein schlechtes Gewissen. Die neue Devise lautet: Bewusst genießen! Wichtig ist, dass Sie genügend wertvolle Biostoffe in der richtigen Kombination zu sich nehmen.

## Flüssigkeitszufuhr

Grundsätzlich empfiehlt es sich, gerade wenn man sich körperlich anstrengt, ausreichende Mengen an Flüssigkeit zu sich zu nehmen – natürlich ungezuckert und ohne Alkohol. Stilles Wasser ist am besten geeignet.

## Ärztliche Kontrolle

Grundsätzlich sollte jemand über 30 Jahre, der lange keinerlei Sport oder Fitnesstraining betrieben hat, zunächst einen Routinecheck beim Sportarzt durchführen lassen und dann erst mit dem körperlichen Training beginnen. Der Sportarzt kann genau Ihre aktuelle persönliche Leistungsfähigkeit bestimmen.

## Die eigene Lebensweise einschätzen

**Wenn Sie jetzt erst mit dem Training beginnen, sollten Sie die Empfehlungen für Ungeübte befolgen. Das Gleiche gilt, wenn Sie schon aktiv sind, aber der Altersgruppe über 40 Jahre angehören.**

Neben dem Körpertyp hat auch die Lebensweise einen großen Einfluss auf die Zusammenstellung eines individuellen Trainingsprogramms. Wenn ein Training die Lebensqualität verbessern soll, muss man zunächst seine Gewohnheiten und Umstände genauer betrachten. Ich bespreche mit jedem neuen Personal-Training-Kunden alle relevanten Aspekte und lasse die gesamten Informationen in die individuell angelegten Fitnessprogramme mit einfließen.

Sie als Leser müssen sich selbst einschätzen, deshalb finden Sie in den Umschlaginnenseiten Checklisten, die es Ihnen ermöglichen, Ihre Lebensgewohnheiten, Ihren derzeitigen Fitnessstand, Ihre persönlichen Trainingsziele und den für Sie geeigneten Trainingsplan herauszufinden. Zusätzlich können Sie einige Risikofaktoren erkennen, die statistisch gesehen mit bestimmten Erkrankungen im Zusammenhang stehen. Zu diesen Faktoren gehören Nikotin, Alkohol, Tabletten etc. genauso wie ungesunde Ernährung, bestimmte Konstitutionsschwächen u. v. a. m.

## Charakterisieren Sie Ihre berufliche Tätigkeit

### Überwiegend sitzend

Durch stundenlanges Sitzen am Schreibtisch oder vor dem Computer wird die Rumpfmuskulatur geschwächt, der Hüftbeugemuskel neigt zur Verkürzung und begünstigt eine falsche Beckenposition. Das schlägt sich besonders auf den Rücken nieder. Das entsprechende Trainingsprogramm umfasst daher schwerpunktmäßig Übungen für den Rumpf; ergänzend dazu Übungen zum Bewegungsausgleich für den gesamten Körper.

## Überwiegend stehend

Bei Tätigkeiten, die langes Stehen erfordern, wird die Muskulatur der Beine fast ausschließlich statisch beansprucht. Sie kann ihrer Aufgabe als »Muskelpumpe« nicht gerecht werden. Unter der »Muskelpumpe« versteht man die Kontraktion der Beinmuskulatur, die alle Flüssigkeiten (Blut, Lymphe) gegen die Schwerkraft nach oben drückt und so die Blutzirkulation fördert. Wenn diese Kontraktion gestört ist, schwellen die Beine an, weil die Lymphe nicht mehr abfließen kann.
Die Rumpfmuskulatur hat nicht nur die Aufgabe, den Körper aufrecht zu halten, sie sollte ihn darüber hinaus auch stabilisieren. Schwache Bauch- und Rückenmuskeln beeinträchtigen die Rumpfmuskulatur in diesen Funktionen. Der entsprechende Trainingsplan verhilft Ihnen zu einer besseren Haltung, indem er beide Körperpartien kräftigt und stabilisiert.

**Personal Training ist für Männer und Frauen gleichermaßen geeignet. Männer haben aber von Natur aus mehr Kraft, deshalb sind die Anforderungen nach einer gewissen Eingewöhnungsphase entsprechend anzupassen.**

## Wenig Bewegung, viel auf Reisen

Sie haben wenig Zeit, oder Sie sind viel auf Reisen und haben keinerlei Möglichkeiten für ein geregeltes Fitnesstraining? Dann brauchen Sie ein Trainingsprogramm, das Sie überall und jederzeit durchführen können. Es ist besonders wichtig, dass Sie auch kleine Zeitabschnitte für Ihr Workout nutzen. Dafür sollten Sie dies aber öfter tun. Nutzen Sie jede Gelegenheit für das Herz-Kreislauf-Training. Nehmen Sie die Treppen anstelle des Lifts, gehen Sie zu Fuß zum nächsten Taxistand, anstatt sich das Taxi vor die Tür fahren zu lassen. Regen Sie Ihre Kollegen oder Geschäftspartner zu einem zehnminütigen Spaziergang nach dem Essen oder der Besprechung an – dies ermöglicht auch andere Formen der Kommunikation.

### Viel Bewegung

Arbeiten Sie körperlich und haben dadurch einseitige Muskelbelastungen? Sind Sie ein sportlicher Typ, der viel Tennis, Leichtathletik und Jogging betreibt? Dann brauchen Sie ein spezielles Trainingsprogramm zum Ausgleich von Dysbalancen. Wenn Sie z. B. das Gefühl haben, dass ein Bein wesentlich schwächer ist als das andere, führen Sie immer einen Satz mehr mit dem schwachen Bein aus, bis beide Beine ungefähr gleich stark sind.

**Sie haben unregelmäßige Arbeitszeiten? Das ist keine Entschuldigung, um sich vor einem Fitnesstraining zu drücken. Im Zweifel trainieren Sie im Hotelzimmer oder gleich am Morgen nach dem Duschen.**

## Wie verbringen Sie Ihre Freizeit?

### Mit Freunden, mit der Familie

Sie haben ein Baby bekommen und wollen wieder etwas für Ihre Fitness tun? Sie sind zwar schlank, fühlen sich aber trotzdem schlaff? Dagegen gibt es Übungen, die auch für Frauen mit Zellulite geeignet sind.
Zellulite wurde bis vor wenigen Jahren ausschließlich als Frauenproblem definiert, da Frauen, genetisch bedingt, bis zu 3,5 Kilogramm mehr Körperfett haben als Männer. Dieser erhöhte Fettanteil und das dehnbare Bindegewebe gerade um die Hüften sind jedoch biologisch notwendig für eine Schwangerschaft.
Als Zellulite wird die Haut bezeichnet, die schlaff und mit Dellen versehen ist und von der Struktur her einer Orange ähnelt – deshalb wird sie auch Orangenhaut genannt. Es handelt sich hierbei um aufgeblähte Fettzellen, in denen Stoffwechselrestprodukte, so genannte Schlacken, eingelagert sind. Diese Stoffe werden normalerweise mit der Lymphflüssigkeit abtransportiert. Ist jedoch der Lymphflüssigkeitsaustausch gestört, kann es zur Bildung von Zellulite kommen. Zusätzlich be-

dingt wird Zellulite auch durch Bewegungsmangel, ein schlaffes Bindegewebe, Hormone, genetische Veranlagung, falsche Ernährung, Stoffwechselerkrankungen und Übergewicht. Durch eine Ernährungsumstellung und gezielte Bewegung können sichtbare Verbesserungen erzielt werden. Unterstützend wirken auch Lymphdrainagen und Selbstmassagen. Saunabesuche sollten jedoch vermieden werden, da Menschen mit Zellulite auch oft zu Gefäßerweiterungen und zu platzenden Äderchen neigen.

Zu empfehlen sind alle Trainingsformen ohne große Aufprallkräfte auf den Boden (impact), d. h. ohne große Belastungen für die Gelenke. Trainieren Sie Low Impact, da schwaches Bindegewebe bei starken Erschütterungen noch schwächer wird und weil zudem Äderchen platzen können. Nehmen Sie also Abstand von Jogging und Mixed- oder High-Impact-Kursen.

Frauen tendieren dazu, das Oberkörpertraining zu vernachlässigen. Für ein harmonisches Körperbild ist es jedoch wichtig.

**Sie sollten alle Körperpartien gleichmäßig trainieren. Wärmen Sie sich aber zuvor immer sorgfältig auf: Der Gelenk- und Bandapparat verliert mit zunehmendem Alter an Beweglichkeit und Elastizität.**

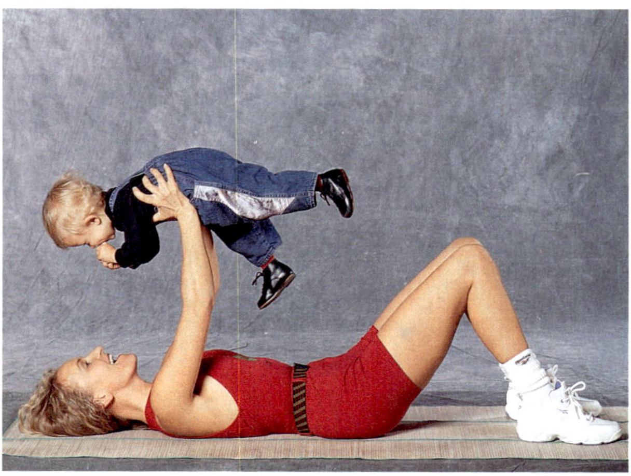

*Nach der Schwangerschaft ist Fitnesstraining für Frauen besonders wichtig.*

## Mit Sport und Bewegung

Wenn ich Sportler im Personal Training betreue, bespreche ich mit diesen ganz genau, in welchen Bereichen sie sich verbessern bzw. Dysbalancen ausgleichen möchten. Dabei mische ich mich nicht in das Training der jeweiligen Sportart ein – das ist Sache des Disziplintrainers. Ich stelle jedoch oft fest, dass gerade Topathleten in ihrer Trainingsweise sehr eingefahren sind. Ein neuer Übungsablauf – und der Athlet sieht aus wie ein Tollpatsch. In der Sportwissenschaft spricht man in diesem Zusammenhang von Bewegungsstereotypen. Aus verschiedenen Gründen sollte man dieser Erscheinung entgegenwirken: zum einen, um koordinative Bewegungsabläufe allgemeiner Art zu trainieren, zum anderen, um Einseitigkeiten zu vermeiden.

**Sind Sie ein sportlicher Typ? Betreiben Sie Tennis, Leichtathletik und Jogging? In diesem Fall benötigen Sie ein spezielles Ausgleichstraining.**

### Dysbalancen ausgleichen

Als Balletttänzerin habe ich eigentlich nur für das Ballett gelebt, mit täglichem hartem Training. Trotzdem war ich regelrecht unsportlich. In der Schule lachten die Kinder über mich, wenn wir Waldläufe durchführten: Sie erkennen einen Tänzer sofort, denn er läuft ähnlich unbeholfen wie ein Pinguin.

Personal Training kann auch zum Ausgleich von muskulären Dysbalancen sehr nützlich sein. Unter diesen Dysbalancen versteht man folgendes: Muskeln bestehen immer aus einem Funktionspaar – dem Hauptbewegungsmuskel und seinem Gegenspieler. Eine Dysbalance ist ein Ungleichgewicht zu Lasten einer der beiden Gruppen. Das hat wiederum zur Folge, dass die Funktion der Muskulatur nicht optimal ist.

Vergleichen Sie einmal die beiden Arme eines Tennisspielers: Der Armumfang der Schlaghand übertrifft den des anderen Arms bei weitem. Insgesamt ist die ganze Körperseite der Schlaghand im Verhältnis zur anderen Seite überproportional trainiert. Hier muss unbedingt ausgeglichen werden, sonst kann es zu Verspannungen im Rumpf und im Schulterbereich kommen.

Squashspieler sind leider durch die ständigen Brems- und Drehbewegungen sehr gefährdet, eine Verletzung hauptsächlich in den Kniegelenken zu erleiden. Mit einem ausgewählten Kräftigungsprogramm kann man hier sinnvoll vorbeugen.

Bei Reitern sind die Adduktoren aufgrund der ständigen Kontraktion nur statisch beansprucht und tendieren daher zu Verkürzungen. Die Gegenspieler, die Abduktoren, müssen daher gekräftigt werden.

Überlegen Sie sich also, welche Muskeln in Ihrer Lieblingssportart stark gefordert werden, und stellen Sie sich einen ausgleichenden Trainingsplan zusammen.

**Wenn man jahrelang wenig Bewegung hatte, fällt es schwer, damit zu beginnen. Trotzdem – versuchen Sie es sich so einzurichten, dass Sie mindestens zehn Minuten am Tag an der frischen Luft sind.**

## Mit Lesen, Fernsehen oder Musikhören

Sie arbeiten den ganzen Tag im Sitzen, um sieben Uhr abends kommen Sie nach Hause und fühlen sich völlig geschafft. Nach dem Abendbrot freuen Sie sich darauf, sich mit einem Glas Bier oder Wein und einer kleinen Tüte Ihres Lieblingssnacks auf die Couch fallen zu lassen. Und dort schlafen Sie dann ein.

Hand aufs Herz: Wie oft passiert Ihnen das in der Woche? Wenn die Antwort zwei- bis dreimal lautet, dann sind Sie ein »Couchpotato«, ein Sesselhocker. Sie betrachten Sport bzw. Fitness als einen Teil Ihrer Vergangenheit, und der Bizeps interessiert Sie eigentlich nur, solange er Ihnen dabei behilflich ist, die Chips Richtung Mund zu befördern.

**Es muss ja nicht gleich Jogging sein – aber nehmen Sie doch wenigstens die Treppen anstelle des Lifts. Am Anfang genügen schon ein paar Stockwerke zu Fuß.**

Aber jetzt haben Sie genug, Sie wollen etwas für Ihre Gesundheit tun. Die oberste Regel für Sie heißt: ganz langsam beginnen. Setzen Sie sich realistische Ziele. Trainieren Sie mindestens ein- bis zweimal wöchentlich. Wenn Sie die Motivation und die Zeit aufbringen, zwei- oder dreimal pro Woche zu trainieren, werden Sie nach zwölf Wochen schon die ersten Resultate verspüren und sehen. Beginnen Sie mit einfachem Spazierengehen, zehn Minuten pro Tag sind schon ein guter Anfang. Sie werden sehen: Es hilft!

Bei der Durchleuchtung Ihres Arbeits- und Freizeitverhaltens können Sie deutliche Warnzeichen erkennen: vorwiegend sitzende Tätigkeit, zu wenig Schlaf, zu lange Arbeitszeiten, zu viele Dienstreisen. Sie sollten versuchen, all das langfristig auszugleichen. Chronische Überlastungen führen zu einem Motivationsverlust. Sie bekommen einen Burnout. Emotionale und soziale Belastungen, wie Stress im Beruf, in der Familie, zu seltene soziale Kontakte, werden von den meisten leider – wenn überhaupt – nur unzureichend angegangen.

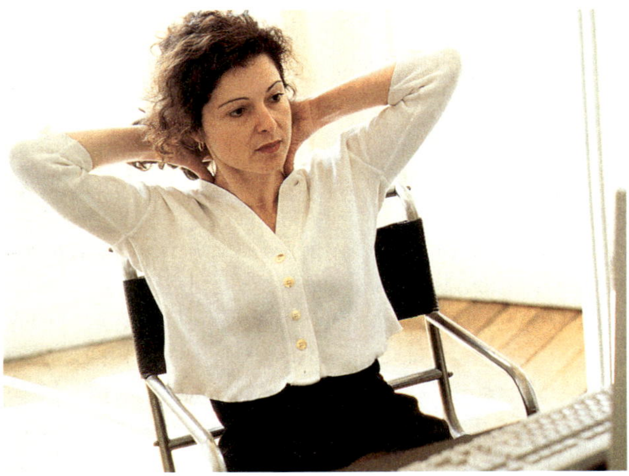

*Durch stundenlanges Sitzen am Schreibtisch wird die Rumpfmuskulatur geschwächt. Mit den entsprechenden Übungen können Sie jedoch gesundheitlichen Schäden vorbeugen.*

## Wie sind Ihre Ernährungsgewohnheiten?

Experten behaupten, dass 50 Prozent der Gesundheit durch die Ernährung bestimmt werden. Wenn Sie z. B. übergewichtig sind, wird ein ehrlicher Blick auf Ihre Essgewohnheiten Ihnen zeigen, ob die Gründe dafür in berufsbedingten Essgewohnheiten, ungesunder Ernährung (zu viel Fett, Alkohol, Zucker) oder ausschließlich im Bewegungsmangel liegen. Neue Personal-Training-Kunden bitte ich zu Beginn immer, drei Tage lang aufzuschreiben, was sie wann essen und trinken. Dies besprechen wir dann ausführlich und versuchen, es mit in den Trainingsplan zu integrieren.
Das Thema »Nikotin und Alkohol« möchte ich hier nur am Rande behandeln, denn jeder kennt die schädlichen Auswirkungen dieser Genussgifte. Gerade Nikotin ist mit die Ursache für viele schwer wiegende Herz-Kreislauf-Erkrankungen.
Seien Sie ehrlich zu sich selbst, und beantworten Sie die Fragen, bevor Sie mit dem Fitnessprogramm beginnen.

**Geben Sie sich einen Ruck und verlassen Sie die bequeme Couch – tun Sie etwas für Ihre Fitness. Die ersten Erfolge werden Sie bald sehen, und sie werden Ihnen gut tun.**

## Stufen Sie Ihren Fitnesszustand ein

Bitte schätzen Sie nun anhand der Checkliste in der vorderen Umschlaginnenseite Ihren Fitnesszustand realistisch ein. Kommen Sie dabei zu dem Ergebnis, dass Sie »nicht so fit« sind? Dann sollten Sie auf jeden Fall mit den Wiederholungsangaben für Anfänger trainieren! Sie wissen nicht recht, wie fit Sie sind? Oder Sie sind sich nicht 100-prozentig sicher, ob Sie sich richtig beurteilen? Dann lesen Sie hier weiter.
Es gibt die unterschiedlichsten Fitnesstests für Flexibilität, Kraft und Ausdauer. Für eine genaue Analyse sollten Sie sich aber in jedem Fall an ein sportwissenschaftliches bzw. sportmedizinisches Institut wenden.

Ich bespreche mit meinen neuen Personal-Training-Kunden, welche Möglichkeiten von Fitnesstests es gibt. Dies halte ich aber zeitlich begrenzt, weil ich nicht mit festen Maßstäben oder Richtlinien verunsichern oder demotivieren möchte. Ich möchte Ihnen als Leser die wichtigsten Möglichkeiten kurz vorstellen, damit Sie gut informiert sind.

**Stellen Sie sich Ihr Training so zusammen, dass es Ihnen Spaß macht. Wenn es nur eine Qual für Sie ist, bringt es nichts, und Sie hören bald wieder damit auf.**

Da ich der Meinung bin, dass man auf jeden Fall vorsichtig mit dem Training beginnen sollte, lernt man auf diese Weise während des risikolosen und noch nicht allzu belastenden Trainings seinen Körper Schritt für Schritt kennen und kann nach einiger Zeit das Training entsprechend steigern oder variieren.

Im Folgenden finden Sie der Vollständigkeit halber einen kleinen Flexibilitätstest und einen leicht nachzuvollziehenden Ausdauertest. Gehen Sie die objektiven Beurteilungskriterien für Fitnesszustand und Trainingsbelastung, die u. a. in der vorderen Umschlagklappe ausführlich erklärt sind, sorgfältig durch, und absolvieren Sie die beiden kleinen Tests. Auf diese Weise können Sie sich schnell selbst einstufen.

## Flexibilitätstest für den Schultergürtel

Versuchen Sie, beide Hände hinter dem Rücken zu fassen, eine Hand über die Schulter, die andere von unten.

Auswertung:

- Wenn Sie in der Lage sind, die Hände zu verschränken, ist Ihre Flexibilität im Schultergürtel normal.
- Wenn Sie nur die Fingerspitzen aneinander bringen, sollten Sie auf jeden Fall mehr dehnen, um die Beweglichkeit zu verbessern.
- Wenn Sie die Fingerspitzen nicht zusammenbringen können, ist Ihre Flexibilität sehr eingeschränkt. Das bedeutet: dehnen, dehnen und nochmals dehnen!

## Ausdauertest – der Steptest

Wärmen Sie sich mit einigen Lockerungsübungen auf, bevor Sie mit diesem Test beginnen.

▶ **Ausgangsposition:** Stellen Sie sich nahe vor eine Plattform oder eine Treppenstufe. Bei einer Plattform wählen Sie eine Stufenhöhe von ca. 20 bis 25 Zentimeter. Halten Sie den Rücken gerade, spannen Sie die Bauchmuskulatur an. Beugen Sie ganz leicht die Knie. Die Arme können Sie ganz locker hängen lassen.

▶ **Übung:** Steigen Sie nun 3 Minuten mit flotten Tempo, aber mit sauberen Schritten auf und ab: Den linken Fuß hochsetzen, den rechten Fuß hochsetzen, den rechten Fuß hinab, den linken Fuß hinab usw.

▶ **Auswertung:** Ruhen Sie 30 Sekunden aus, und messen Sie dann Ihren Puls (Erholungsherzfrequenz). Vergleichen Sie das Ergebnis mit der Tabelle auf Seite 32.

**Achten Sie beim Steptest darauf, dass der gesamte Fuß auf die Plattform aufgesetzt wird. Lehnen Sie sich nicht nach vorne oder hinten.**

## Ihr aktueller Fitnesszustand

### Körperfettgehalt

Vergessen Sie die Personenwaage in Ihrem Badezimmer, denn zwei Personen gleichen Geschlechts können bei identischer Körpergröße und identischem Körpergewicht vollkommen verschieden aussehen. Nach der ersten Person drehen sich die Passanten auf der Straße um, weil sie eine so wohlgeformte Figur hat, die zweite muss ihre Pölsterchen kaschieren.

Wirklich interessant ist, wie viel Prozent Körperfett und wie viel Prozent Körpermagermasse (Muskeln, Knochen, Sehnen) Sie haben, und wie hoch der Anteil an Wasser ist. Unter Körperfett versteht man die gesamte Fettmenge eines Menschen, also auch die Fette in den Muskeln und Organen.

**Bei Frauen sind Fettzellen an Hüften, Po und Oberschenkel völlig normal. Der Körper legt sie an, um sich auf eine Schwangerschaft vorzubereiten.**

Bis zu 27 Prozent Körperfettanteil sind für eine Frau normal, Männer haben Werte bis zu 23 Prozent. Mit verbessertem Fitnesszustand sinkt der Körperfettgehalt. Es gibt mittlerweile relativ präzise Geräte zur schnellen Bestimmung der Körperfettwerte. Mittels eines schwachen und ungefährlichen Stroms misst das Gerät die Zusammensetzung des Gewebes und zeichnet die entsprechenden Werte auf. Fragen Sie in der Apotheke, beim Arzt, im Fitnessstudio oder Schwimmbad nach, ob Sie Ihren persönlichen Wert gegen einen kleinen Obolus bestimmen lassen können.

## Herzfrequenz pro Minute im Erholungszustand

**Männer**

| Alter | mangelhaft | mittelmäßig bis gut | ausgezeichnet |
|---|---|---|---|
| 20–29 | 102 + | 100–76 | 74 – |
| 30–39 | 102 + | 100–80 | 78 – |
| 40–49 | 106 + | 104–82 | 80 – |
| 50 + | 106 + | 104–84 | 82 – |

**Frauen**

| Alter | mangelhaft | mittelmäßig bis gut | ausgezeichnet |
|---|---|---|---|
| 20–29 | 112 + | 110–88 | 86 – |
| 30–39 | 114 + | 112–88 | 86 – |
| 40–49 | 116 + | 114–90 | 88 – |
| 50 + | 118 + | 116–92 | 90 – |

+ (die angegebene Zahl und höher) – (die angegebene Zahl und weniger)

Wenn Ihre Herzfrequenz als mangelhaft einzustufen ist, sollten Sie auf jeden Fall beim Arzt ein Belastungs-EKG durchführen lassen, bevor Sie mit dem Training beginnen. Wenn Sie mittelmäßig bis gut abgeschnitten haben, so steigen Sie mit den Wiederholungszahlen für Ungeübte ein. Bei ausgezeichneten Testergebnissen können Sie direkt meine Trainingsempfehlungen für Fortgeschrittene befolgen.

## Blutdruck

Der normale Blutdruck eines Erwachsenen sollte im Ruhezustand +/– 80/120 mmHg (Quecksilbersäule) betragen. Lassen Sie Ihre Blutdruckwerte regelmäßig vom Arzt überprüfen.

## Herzfrequenz

Die Herzfrequenz ist einfach zu bestimmen und hat einen hohen Aussagewert. Halten Sie Ihre Finger etwa 10 Sekunden lang auf die Ader am anderen Handgelenk oder an die Halsschlagader, und zählen Sie die Pulsschläge. Diesen Wert multiplizieren Sie dann mit der Zahl sechs. Das Ergebnis ist Ihre Herzschlagzahl pro Minute. Besonders hilfreich und sehr leicht zu handhaben sind Herzfrequenzmessgeräte, die in jedem Sanitäts- oder Sportfachgeschäft erhältlich sind. Ein trainierter Mensch hat einen niedrigeren Pulsruhewert als ein untrainierter. Dies bedeutet, dass sein Herz weniger oft schlagen muss, d. h., es arbeitet weniger und bleibt daher länger »jung«. Wenn Ihr Ruhepuls, den Sie am besten direkt morgens nach dem Aufwachen messen, zwischen 60 und 80 Schlägen in der Minute liegt, werden Sie als normal bewertet.

Ein trainierter Mensch erholt sich nach dem Training viel schneller. Sein Pulsschlag kehrt in wesentlich kürzerer Zeit zum Ausgangswert zurück. Während des Trainings zeigt Ihr Puls, wie angestrengt Sie sind. Je höher der Puls, umso intensiver trainieren Sie.

Wenn Sie alle Kriterien durchgegangen sind, wissen Sie jetzt mehr über Ihren Lebensstil und Ihren Fitnesszustand. Ein Trainingsprogramm sollte aber auch Ihren persönlichen Trainingszielen entsprechen, weshalb Sie sich zunächst über diese Ziele klar werden sollten.

**Sie dürfen beim Fitnesstraining ruhig ein bisschen aus der Puste kommen. Wenn Sie allerdings Atemprobleme haben und Ihr Puls zu rasen beginnt, müssen Sie sofort aufhören.**

## Was ist Ihr Trainingsziel?

Lesen Sie die Aufstellung in der hinteren Umschlaginnenseite aufmerksam durch. Entscheiden Sie sich dann für das Trainingsziel, das für Sie Priorität hat und das Ihrem Fitnesszustand am ehesten entspricht. Ganz gleich, welches Trainingsziel Sie für sich festlegen – beim Personal Training ist das Muskelkraft-Ausdauer-Training die Basis für alles Weitere.

**Denken Sie daran: Fitness ist viel mehr als abnehmen oder schön sein. Fitness gibt Ihnen Lebenskraft, die alles ändert. Die Schönheit kommt als Nebeneffekt, denn wirkliche Schönheit kommt von innen und strahlt nach außen.**

## Allgemeine Trainingsempfehlungen

### Intensität

Beim Kraft-Ausdauer-Training beginnen Sie lieber mit einem leichteren Gewicht und steigern die Belastung erst dann, wenn Sie beim Üben keinerlei Anstrengung mehr verspüren. Denken Sie daran: Eine korrekte Bewegungstechnik geht vor. Bei einem Herz-Kreislauf-Training sollten Sie Ihre Herzfrequenztrainingszone mit der folgenden Formel berechnen:

220 minus Ihr Alter = Ihre maximale Herzfrequenz (MHF)

▶ Training zur Stabilisierung der Gesundheit

Nehmen Sie von der oben errechneten Zahl 50 Prozent, das ist Ihre untere Grenze, und 60 Prozent, das ist Ihre obere Grenze.

▶ Training zur Aktivierung des Fettstoffwechsels

Die untere Grenze liegt bei 60 Prozent, die obere bei 70 Prozent der maximalen Herzfrequenz.

▶ Training zur Verbesserung der Fitness bzw. der Herz-Kreislauf-Kapazität

70 Prozent bzw. 85 Prozent der maximalen Herzfrequenz sind die untere und die obere Grenze für ein Herz-Kreislauf-Training, das Sie fit macht.

## Fettablagerungen bekämpfen

Wenn Sie Fettablagerungen bekämpfen möchten, sollte das Verhältnis zwischen Ausdauertraining und Krafttraining drei zu eins sein. Es empfiehlt sich, zur Verbesserung der Fettverbrennung mindestens dreimal wöchentlich ein Ausdauertraining durchzuführen. Dabei ist es für das Trainieren des Fettstoffwechsels besser, für eine längere Zeitdauer mit einer niedrigen bis mittleren Intensität zu trainieren. Nur dieses aerobe Training hilft Ihrem Körper, fettabbauende Enzyme anzureichern und aus Ihnen langfristig einen »Fatburner« zu machen.

Ich habe im Sommer 1997 eine Kundin mit Personal Training betreut, die von sehr schwacher Konstitution war. Nachdem ich ihr einmal Walking vorgestellt hatte, entwickelte sie eine regelrechte Passion dafür. Den ganzen Sommer bin ich mehrere Stunden in der Woche mit ihr kreuz und quer durch den Englischen Garten in München gegangen. Sie hat nach einiger Zeit eine recht passable Konditionsstufe erreicht. Die Überraschung für mich aber war: Ich selbst hatte ohne eine weitere Änderung meiner Lebensgewohnheiten fünf Kilogramm an Gewicht verloren. Das war der Moment, in dem sich mein sportwissenschaftliches Wissen – Training mit niedriger bis mittlerer Intensität hilft, den Fettstoffwechsel anzuregen – in eine tiefe Überzeugung verwandelte. Deshalb empfehle ich allen Menschen, die langfristig Körperfett verlieren möchten, Walking oder eine ähnliche Bewegungsart konsequent und ausdauernd zu praktizieren.

**Schlank durch Sport wird nur derjenige, dem es gelingt, beim Training seine Fettverbrennung anzukurbeln. Und das ist nur in einem Bereich relativ moderater Belastung möglich, in dem der Körper genug Sauerstoff bekommt.**

### Pausengestaltung

Legen Sie zwischen dem Muskelkraft-Ausdauer-Training immer einen Tag Pause ein. Die Bauchmuskeln hingegen können jeden Tag trainiert werden. Ein leichtes Ausdauertraining kann ebenfalls jeden Tag durchgeführt werden.

### Trainingsdauer und Trainingshäufigeit

Wenn Sie wenig Zeit zum Trainieren haben, sollten Sie dafür öfter üben. Auch kurze Trainingseinheiten von zehn Minuten sind nicht umsonst.

## Spezielle Trainingstipps

### Tipps für Trainierte

Wenn Sie nur einmal in der Woche immer mit der gleichen Intensität trainieren, werden Sie Ihren Leistungsstand halten, aber nicht verbessern. Wenn Sie ein Fitnesstraining eigentlich sehr gern mögen, aber schon seit einiger Zeit keine Veränderung an Ihrem Körper wahrnehmen konnten, haben Sie die Möglichkeit, das zu ändern. Für Sie sollte das Personal Training dann zuerst aus Crosstraining bestehen.

**Sie haben ein Baby bekommen und wollen wieder etwas für Ihre Fitness tun? Sie sind zwar schlank, fühlen, sich aber trotzdem schlaff? Auch dafür gibt es ein spezielles Workout.**

### Tipps für ein Training nach der Schwangerschaft

Fragen Sie zunächst Ihren Arzt, ob Sie wieder mit dem Training beginnen dürfen. Die Trainingsschwerpunkte liegen auf der Straffung und Stärkung von Bauch und Rücken. Sie müssen die nächsten Jahre Ihr Baby tragen und sollten deshalb Oberkörper und Arme kräftigen. Um die überschüssigen Pfunde abzubauen, die sich während der Schwangerschaft gebildet haben, sollten Sie regelmäßig ein Herz-Kreislauf-Training durchführen.

### Sportaufbautraining (Postrehabilitation)

Ein solches Training ist im Anschluss an die Rehabilitationsbehandlung beim Krankengymnasten/Physiotherapeuten nur möglich, wenn der Arzt Ihnen dies empfiehlt. Die Zusammenstellung des Trainingsplans ist abhängig von der Verletzung bzw. Behinderung.

## Kleidung und Zubehör

Wenn ich mit meinen neuen Personal-Training-Kunden das erste Beratungsgespräch führe, empfehle ich auch geeignete Kleidung und Ausrüstung.

### Kleidung

Bei der Kleidung sind zwei Dinge besonders wichtig: Sie sollten sich darin wohl fühlen, aber trotzdem genügend Bewegungsfreiheit haben. Achten Sie darauf, dass die Materialien atmungsaktiv sind. Ziehen Sie sich nicht zu warm an: Kennen Sie den Zwiebeleffekt? Wenn Sie mehrere Schichten übereinander anziehen, können Sie peu à peu etwas ablegen. Jogginghosen, T-Shirts und Sweatshirts sind wunderbar.

**Sportkleidung sollte immer den Rahmenbedingungen entsprechen: Berücksichtigen Sie immer die klimatischen Verhältnisse.**

### Schuhe

Die richtigen Sportschuhe sind von entscheidender Bedeutung, wenn Sie Verletzungen vorbeugen wollen. Ihnen ist sicher schon einmal aufgefallen, dass Läufer nur spezielle Laufschuhe tragen, Tennisspieler spezielle Tennisschuhe und andere Sportler das ihrer Sportart entsprechende Schuhwerk.
Moderne Untersuchungen in Bezug auf die Bewegungslehre haben bewiesen, wie wichtig gute Sportschuhe sind: Es ist also überholt, bei verschiedenen Sportarten immer denselben Schuh zu tragen.

Sie sollten sich im Sportgeschäft einen speziellen Fitnessschuh aussuchen. Ein Crosstrainer ist ebenfalls zu empfehlen, weil dieser für ganz unterschiedliche Bedürfnisse, wie Fitnesstraining, Walking etc., optimal beschaffen ist. Lassen Sie sich vom Fachpersonal beraten, und fragen Sie nach der Dämpfungseigenschaft des Schuhs. Die meisten sportlichen Bewegungen stellen für die Gelenke eine starke mechanische Belastung dar. Deshalb muss die Zwischensohle eines Sportschuhs gute Dämpfungseigenschaften haben. Diese Zwischensohlen sind aus Materialien wie EVA, Polyurethanen etc. Ein guter Schuh ist des Weiteren atmungsaktiv; deshalb sollten Sie prüfen, aus welchem Stoff das Obermaterial ist. Dies ist meistens aus dem Etikett ersichtlich. Moderne Schuhe bieten den Füßen medialen und lateralen Halt, damit sie nicht umknicken.

**Bei Sportschuhen sollten Sie nicht sparen – eine Gelenkverletzung hat man sich schnell zugezogen. Achten Sie daher unbedingt auf qualitativ hochwertiges und funktionales Schuhwerk.**

Menschen haben individuelle Fußformen und machen unterschiedliche Fußbewegungen. Suchen Sie nach einem Schuh, der Ihnen wirklich passt. Nehmen Sie sich Zeit für die Anprobe: Ihr Fuß muss sich rundum wohl fühlen. Es gibt nichts Schlimmeres als einen schlecht sitzenden oder zu kleinen Schuh! Ein gut passender Schuh sitzt an der Ferse fest, ohne zu drücken, und lässt den Zehen genügend Bewegungsspielraum.

### Socken

Abschließend noch ein Appell zum Thema »Socken«. Aus Gründen der Hygiene und der Bequemlichkeit sollte man niemals Sportschuhe ohne Socken tragen. Baumwollsocken eignen sich am besten, da sie den Schweiß aufsaugen. Synthetiksocken dagegen fördern ein feuchtwarmes Klima im Schuh. Vor allem wenn Sie eine Neigung zu Blasenentzündungen oder zu (Fuß-) Pilzerkrankungen haben, sollten Sie dies beherzigen.

## Haushaltsgeräte statt Sportgeräte

Man muss sich zu Beginn des Personal Training keine teuren Sportgeräte kaufen, sondern kann sich gut mit Haushaltsgeräten behelfen. So kann man die Übungen auch zu Hause mit ganz einfachen Mitteln durchführen. Die Alternativen sind:

- Besenstiel statt Bodybar oder Hantel
- Fahrradschlauch statt Tubing
- Handtuch statt Gummimatte
- Luftpumpe

## Sportgeräte

Alle unten aufgeführten Sportgeräte sind im Sportgeschäft oder bei den entsprechenden Sportartikelfirmen selbst zu beziehen:

- Plattform (Reebok Step für das Herz-Kreislauf- und das Muskelkraft-Ausdauer-Training)
- Slide (für das Herz-Kreislauf-Training)
- Springseil (für das Herz-Kreislauf-Training)
- Expander (für das Muskeltraining)
- Bodybar (für das Muskeltraining)
- Hanteln (für das Muskeltraining)
- Tubing (für das Muskeltraining)
- Rubberband (für das Muskeltraining)
- Trainingsmatte
- Indoor Cycle (für das Herz-Kreislauf-Training)

**Sportkleidung muss nicht der allerneuesten Mode entsprechen, sie sollte nur praktisch sein. Manchmal kann ein schicker Sportdress die Motivation allerdings beträchtlich erhöhen.**

## Weiterführendes Equipment

- Stoppuhr/Armbanduhr
- Herzfrequenzmessgerät

Letzteres kann Ihr persönlicher Coach sein. Es hilft Ihnen, Ihre Körperwahrnehmung zu verbessern und optimale Trainingseffekte zu erzielen.

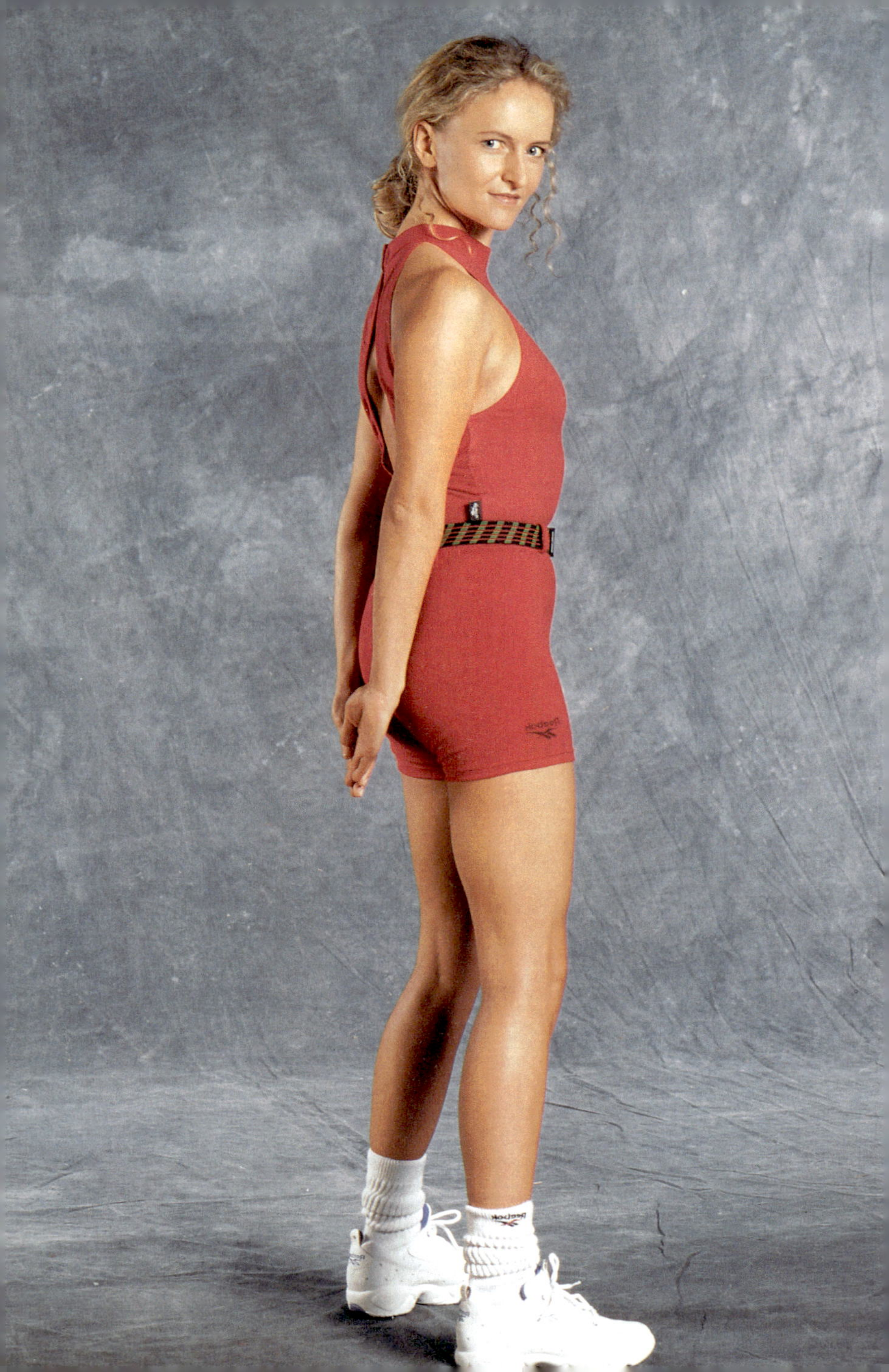

# Bewegungstechnik

*Die Körperhaltung eines Menschen lässt Rückschlüsse auf dessen Persönlichkeit zu. Eine gute Körperhaltung beeinflusst Ihre Ausstrahlung positiv und unterstützt Ihr Selbstbewusstsein. Sie lässt Haltungsschäden erst gar nicht entstehen. Wenn Sie bereits an einem Haltungsschaden, z. B. an einem Rundrücken, leiden, sollten Sie wissen, dass man mit gezieltem Training eine sehr große Verbesserung erzielen kann.*

**Haltungsschäden sind in erster Linie Folgen unserer bewegungsfeindlichen Sitzkultur. Mit gezieltem Training können Sie Ihrem unterforderten Bewegungsapparat wieder auf die Sprünge helfen.**

## Haltung – Spiegel der Seele

Haltungsschäden haben meist auch psychische Ursachen: Eine bestimmte innere Befindlichkeit findet in der Art der Bewegungen ihren Ausdruck und schlägt sich im schlimmsten Fall in körperlichen Beschwerden nieder. Eine wirklich gesunde Haltung muss von innen kommen. Dann sind Sie im Einklang mit Ihrem Körper und drücken das aus, was Sie sind: ein lebendiger, freier und selbstbewusster Mensch.

### Die neutrale Körperposition

Ich spreche im Übungsteil immer wieder von der neutralen Körperposition. Hier lernen Sie, wie eine neutrale Körperhaltung aussieht.

Der Kopf ist die Verlängerung der Wirbelsäule: Die Schultern sind tief (entspannt), der Brustkorb ist leicht angehoben, und der Nacken ist gerade. Die neutrale Körperhaltung bezieht sich genau genommen auf die neutrale Position der Wirbelsäule, die eine doppelte S-Form besitzt. In der neutralen Körperposition ist der

*Eine wichtige Voraussetzung für ein erfolgreiches Fitnesstraining ist die richtige Körperhaltung.*

Belastungsdruck für die Wirbelkörper und Bandscheiben am geringsten, somit ist die Wirbelsäule in dieser Position auch am wenigsten anfällig für Verletzungen. Besonders wichtig für eine gerade Körperhaltung sind die Rumpfmuskeln. Wie bei den Bauchübungen (Seite 53ff.) erklärt wird, besteht die Hauptfunktion der Rumpfmuskulatur in der Stabilisierung. Deshalb muss primär die Stabilisationskraft der Rumpfmuskeln trainiert werden und erst sekundär die Bewegungskraft. Denken Sie immer wieder daran, sich gerade zu halten, wenn Sie stehen oder sitzen. Es wird Ihnen nach einiger Zeit des konsequenten Übens nicht mehr schwer fallen.

**Um Ihre neutrale Körperhaltung herauszufinden, stellen Sie sich am besten seitlich vor einen Spiegel. Stehen Sie aufrecht mit leicht gebeugten Knien. Benutzen Sie Ihre Rumpfmuskeln, um Ihre Wirbelsäule gerade zu halten.**

## Haltungsfehler korrigieren

Möchte man sein Leben lang gesund bleiben, so ist ein Kraft-Ausdauer-Training zu Stabilisierungszwecken der Garant für einen gesunden Rücken.
Die meisten Menschen kneifen die Gesäßmuskeln zusammen, wenn sie aufgefordert werden, gerade zu stehen. Sie können aber nicht wie ein normaler Mensch gehen, wenn die Gesäßmuskeln angespannt sind. Versuchen Sie es einmal!
Anderen fällt es schwer, die Kontraktion von Bauch- und Gesäßmuskel getrennt durchzuführen. Mit dem Rippen-Hüftknochen-Test (Rib-Hip Check) können Sie herauszufinden, ob Sie die Bauchmuskeln kontrahieren oder nicht. Nehmen Sie zunächst die neutrale Körperhaltung ein. Dann legen Sie die Daumen unter den Rippenbogen und die Finger an die Hüftknochen. Achten Sie darauf, wie weit die Rippen von den Hüftknochen entfernt sind. Jetzt atmen Sie ein und während Sie kräftig ausatmen, ziehen Sie die Bauchmuskeln zusammen, ohne die Gesäßmuskeln anzuspannen. Der Abstand zwischen Rippen und Becken sollte nun kleiner sein.

## Die neutrale Handgelenksposition

Unter der neutralen Handgelenksposition versteht man die natürliche Stellung des Handgelenks. Dabei ist zu berücksichtigen, dass das Handgelenk sehr instabil ist, dass es relativ sensibel ist und schnell einem Druck oder einer Kraft nachgibt.

Bei unseren Übungen wird ganz besonders dann, wenn Sie Hanteln oder andere Geräte halten, auf die neutrale Handgelenksposition hingewiesen. Denn wenn Sie dem Gewicht mit Ihrem Handgelenk nachgeben, kommt es

**Die stabilisierende Stellung der Handgelenke ist vor allem für Übungen mit Geräten wichtig. Wenn Sie die Hände abknicken oder den Winkel verändern, belasten Sie die Gelenke.**

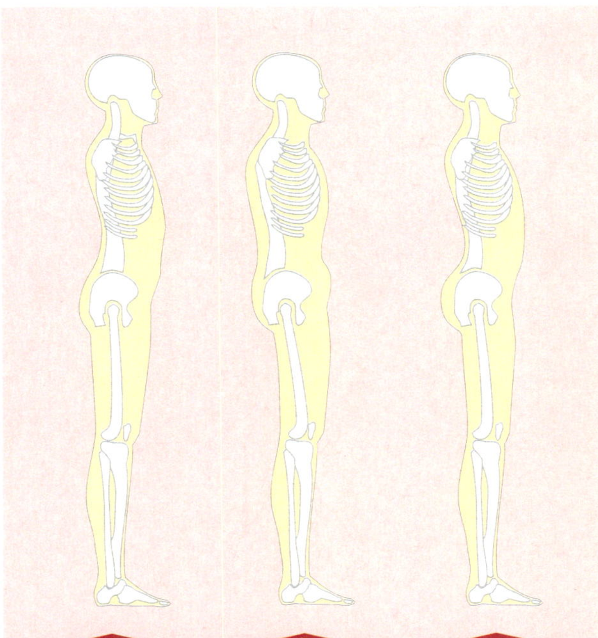

Korrekte Körperhaltung neutrale Position

Falsche Körperhaltung Rundrücken

Falsche Körperhaltung Hohlkreuz

in jedem Fall zu einer Überstreckung. Diese wiederum ist auf Dauer gesehen belastend für den gesamten Bänder- und Sehnenapparat und kann zu ernsthaften Schädigungen des Gelenks führen.

## Die neutrale Fußgelenksposition

**Wenn der Fuß in der neutralen Fußgelenksposition gehalten wird, fließt die Energie ungehindert zu den arbeitenden Muskeln.**

Auch hier gilt: Der natürliche Winkel, den ein Fuß zum Wadenbein hat, soll bei Übungen mit einem Verweis auf die neutrale Fußgelenksposition unbedingt beachtet werden. Wie das Handgelenk, so ist auch das Fußgelenk kein sonderlich stabiles Gelenk und daher einigen Verletzungsgefahren ausgesetzt.
Mit der Fußgelenkshaltung ist immer die Stellung des Spielbeins gemeint, des Beins, das die Übung ausführt. Der Fuß sollte weder gestreckt (überstreckte Zehen) noch stark gebeugt (angezogene Zehen) sein, sondern in einer bequemen Mittelposition gehalten werden.

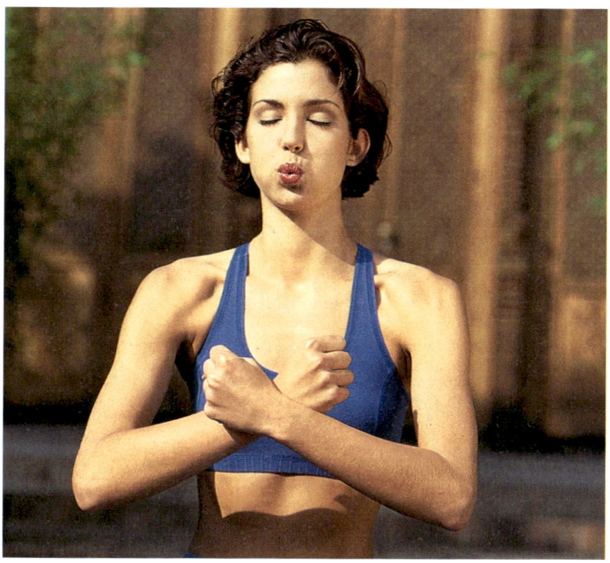

*Ihr Körper regelt den Sauerstoffbedarf ganz automatisch. Durch bewusstes Atmen können Sie den Luftaustausch in der Lunge jedoch verbessern.*

## Die optimale Atemtechnik

Die Atmung erfolgt durch rhythmische Bewegungen des Brustkorbs (Thorax). Beim Einatmen weitet sich der Brustkorb durch das Anheben der Rippen (Brustatmung) und durch das Anspannen bzw. Senken des Zwerchfells (Bauchatmung). Beim Ausatmen senken sich die Rippen wieder, das Zwerchfell entspannt sich und tritt höher.

Da die Lunge der Innenwand des Brustkorbs luftdicht anliegt, muss sie seinen Bewegungen folgen, d. h., sie muss sich beim Einatmen ausdehnen. Dadurch entsteht im Inneren der Lunge ein Unterdruck, durch den die uns umgebende atmosphärische Luft hineingezogen wird. Gleichzeitig wird das Einströmen des Bluts in die großen Hohlvenen und die rechte Herzhälfte beim Einatmen gefördert. Beim Ausatmen wird durch die Verkleinerung des Brustkorbs die Luft wieder aus den Lungen herausgepresst.

**Atmung ist ein natürlicher Vorgang und soll es auch bleiben. Achten Sie jedoch ganz bewusst auf tiefes, vollständiges Ausatmen: Damit verbessern Sie den Luftaustausch in Ihrer Lunge.**

### Komplizierter Steuerungsmechanismus

Gesteuert wird die Atmung durch das Atemzentrum, das im verlängerten Rückenmark, also dem Übergang vom Rückenmark zum Gehirn, liegt.

Dieses Zentrum sendet automatisch regelmäßige Reize an die Atmungsmuskulatur und an die Muskeln von Kehlkopf und Bronchien aus. Beeinflusst wird die automatische Reizgebung von der Blutbeschaffenheit, d. h. vom Sauerstoffgehalt und von der Kohlendioxidanhäufung, sowie von seelischen und nervösen Vorgängen wie Erregung, Angst, Wut und Freude.

Eine gute Atemtechnik, und damit die ausreichende Versorgung der Lunge mit Sauerstoff, ist bei körperlicher Bewegung unentbehrlich. Sauerstoff hilft, das so genannte Adenosintriphosphat (ATP) herzustellen, den wichtigsten Energiespeicher und Energieüberträger in unserem Organismus. Ohne ATP wären wir weder in der Lage, z. B. unseren Arm zu heben, noch könnten wir einen Gedanken fassen.

Eine gute Atmung zeichnet sich dadurch aus, dass viel Sauerstoff in unseren Organismus gelangt. Neben der Quantität ist aber auch die Qualität wichtig: Sorgen Sie dafür, dass Sie frische Luft einatmen, wenn Sie gerade ein anstrengendes Herz-Kreislauf-Training durchführen, bei dem Sie viel atmen müssen. Versuchen Sie, so tief wie möglich einzuatmen und intensiv auszuatmen – wichtig ist, dass Sie länger aus- als einatmen, damit die gesamte verbrauchte Luft aus Ihren Lungenflügeln herausgepresst wird.

**Die Bauchatmung ist hervorragend dazu geeignet, dem Körper nicht nur Entspannung, sondern gleichzeitig auch neue Energie zu liefern.**

Bei allen Übungen sollten Sie die folgende Regel beachten: Atmen Sie grundsätzlich durch die Nase ein und durch den Mund aus.

## Bauchatmung

Die beste Atmungsart ist die Bauchatmung (im Gegensatz zur reinen Brustatmung), denn bei dieser Atemtechnik erhält Ihr Körper viel Sauerstoff und kann auch den verbrauchten Sauerstoff optimal hinaustransportieren. Die Funktion der im Bauchraum gelegenen Organe wird gefördert.

Machen Sie sich Ihre Bauchatmung bewusst: Legen Sie sich auf den Rücken, und legen Sie dann Ihre rechte Hand knapp unter die Brust, die linke auf den Bauch. Wenn Sie nun tief einatmen und dabei die linke Hand höher kommt als die rechte, dann führen Sie die Bauchatmung richtig aus. Versuchen Sie, Ihren Bauch beim Einatmen bewusst nach außen zu wölben und beim Ausatmen nach innen zu ziehen.

## Brustatmung

Für ein Herz-Kreislauf-Training ist eine bewusste Brustatmung nicht empfehlenswert, da bei dieser Atemtechnik eine zu geringe Sauerstoffmenge aufgenommen wird. Das führt dann u. a. zu einer Sauerstoffunterversorgung des Zwerchfells, was wiederum Seitenstechen zur Folge haben kann. Bei einem intensiven Herz-Kreislauf-Training werden Sie nach einiger Zeit in den anaeroben Bereich kommen, also den Zustand, bei dem Sie heftig atmen müssen. Dann haben Sie meist weder die Zeit noch das Volumen, über den Bauch zu atmen, und geraten automatisch in die reine Brustatmung.

**Bei Bauchübungen sollte man grundsätzlich die Brustatmung anwenden, damit der Bauch eingezogen und während der gesamten Übung angespannt bleibt.**

## Tiefenatmung

Die Tiefenatmung hat nicht nur für ein Gymnastiktraining einen positiven Aspekt, sondern dient auch als Stresslöser: Wenn Sie sehr wütend und quasi außer sich geraten sind, wirken Sie über eine kontrollierte Atmung positiv auf Ihren emotionalen Zustand ein.
So lernen Sie die Tiefenatmung: Atmen Sie vollständig aus, bis sich die Rippen und der Bauch so weit wie möglich nach innen gezogen haben. Dann atmen Sie erst mit der Bauchatmungstechnik, bis Ihr Bauch weit nach außen gewölbt ist. Im zweiten Schritt (aber im selben Atemzug) atmen Sie nun in Ihren Brustkorb und bewegen damit die Rippen weit zur Seite. Das Ausatmen erfolgt in umgekehrter Reihenfolge: erst über die Brust und dann über den Bauch.
Achten Sie bei allen Übungen darauf, bei der Muskelanspannung auszuatmen und in der entspannten Position einzuatmen. Eine Ausnahme bilden nur die Übungen für den Rückenstrecker: Hier können Sie beliebig – aber in gleichmäßigem Rhythmus – atmen.

## Körperausrichtung und -schwerpunkt

Für jede Bewegung gibt es eine genaue Anweisung, die die Körperausrichtung (Alignment) und den Körperschwerpunkt (Placement) bei einer Übung beschreibt. Dem Bewegungsablauf liegen biomechanische Ursachen zugrunde, die Verteilung des Körpergewichts hängt mit der Schwerkraft zusammen.

Für den Bewegungsablauf bedeutet dies, dass man sich an seinen körperlichen Voraussetzungen orientieren und diese berücksichtigen muss, gegebenenfalls verzichtet man besser auf eine Übung.

Ein Beispiel: Wenn Sie eine sehr flache Schultergelenkpfanne haben, dann neigt Ihr Schultergelenk leichter dazu auszukugeln. In diesem Fall ist es zum einen von Vorteil, die Schultermuskulatur zu kräftigen (sie wirkt dann unterstützend auf den Bänder- und Sehnenapparat), zum anderen sollten Sie extreme Dehnübungen, bei denen Sie den Arm massiv im Gelenk rotieren lassen, vermeiden.

**Grundsätzlich sollten alle Bewegungen zum Gelenkschutz kurz vor der maximalen Streckung gestoppt werden. Führen Sie sämtliche Übungen langsam und kontrolliert aus.**

## Gelenkschäden vermeiden

Bitte beachten Sie im Übungsteil sämtliche Bewegungsanweisungen und Haltungspositionen: Nur so können Sie sicher gehen, die Übung richtig und damit auch effektiv auszuführen. Außerdem vermeiden Sie unnötige Überlastungen und Beanspruchungen, die häufig auf falsche Bewegungsabläufe zurückzuführen sind. Grundsätzlich sollten alle Bewegungen zum Gelenkschutz kurz vor der maximalen Streckung gestoppt werden. Sämtliche Bewegungen müssen geführt werden, d. h., sie sind kontrolliert und langsam durchzuführen. Sprünge sollten möglichst weich abgefedert werden. Dazu muss man in den Knien nachgeben.

## Hyperextension – Hyperflexion

Eine gute Bewegungstechnik schließt sowohl eine Hyperextension (Überstreckung) als auch eine extreme Hyperflexion (Überdehnung) aus. Eine Hyperextension des Arms sieht aus, als würde man ihn nach hinten biegen. Da die Armmuskulatur nicht bremsend auf das Gelenk wirkt, ist es sehr mobil. Dieses Phänomen findet sich oft bei Frauen.

Auf der Flexibilitätsskala findet man im Extrembereich unnatürliche Dehnungen, die zu einer Arthrose führen können. Wenn jemand sehr lockere Bänder und bereits sehr gedehnte Sehnen hat, ist es wichtig, die Muskulatur zur Sicherung der Gelenke zu kräftigen, um Verrenkungen und Gelenkverletzungen zu vermeiden.

**Gummibänder gibt es in unterschiedlichen Stärken. Finden Sie selbst heraus, welche Stärke Ihrem derzeitigen Trainingsgrad entspricht. Auch hier gilt: Überfordern Sie sich nicht!**

## Gummibänder und ihre Befestigungsweise

Im Übungsteil werden Tubings und Rubberbands für bestimmte Übungen verwendet. Diese einfachen Sportgeräte sind nichts anderes als ein Widerstand aus Gummi mit Haltegriffen. Tubings können verschiedene Widerstandsstärken haben; sie sind in speziellen Fitnessgeschäften erhältlich.

Achten Sie bei den Übungen darauf, dass ein Tubingende sicher fixiert ist und nicht vom Befestigungspunkt abrutschen kann. Bedenken Sie, dass Sie mit Ihrer gesamten Kraft an den Tubingenden ziehen müssen.

Legen Sie das Tubing über den Fußrücken, und wickeln Sie es einmal um den Schuh. Nun fassen Sie mit den Händen die Enden des Tubing, so dass sich die Schlaufe leicht zuzieht. Bei den Abduktoren- und Adduktorenübungen wird das Tubing um einen festen Gegenstand – z.B. einen Baum – gelegt. Auch hier ist es die beste Lösung, wenn Sie eine Schlaufe bilden.

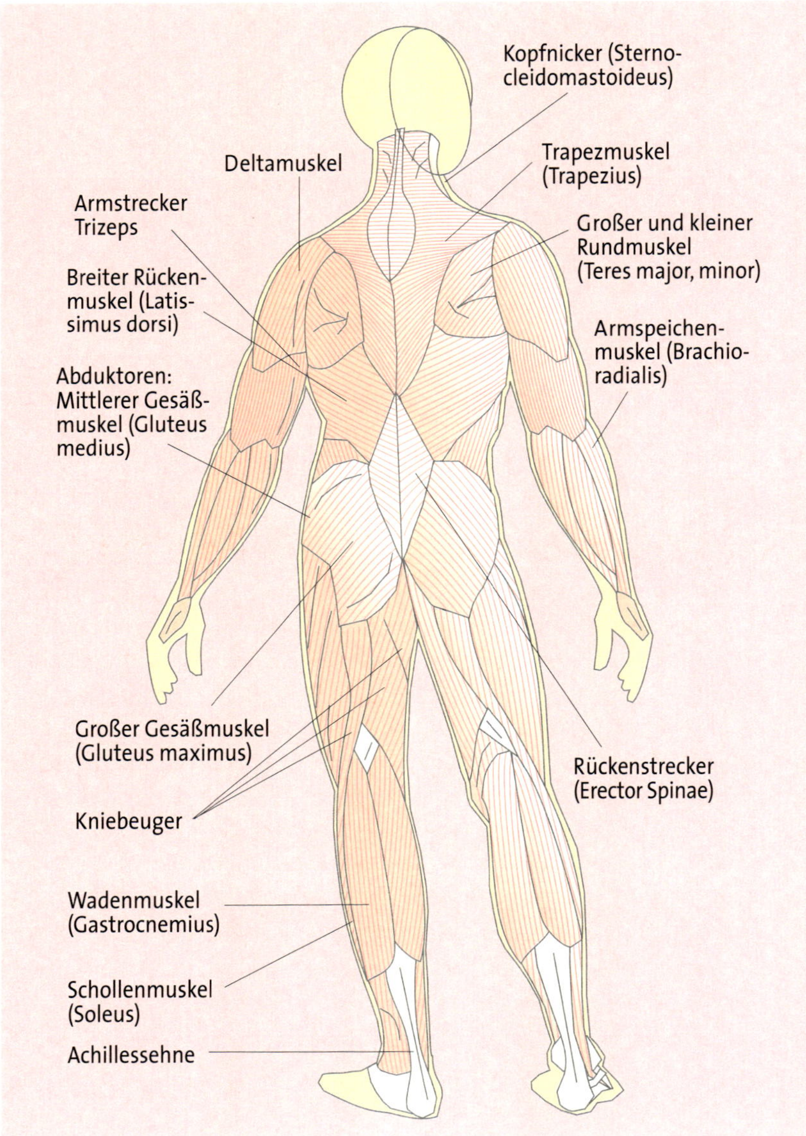
Kopfnicker (Sterno-
cleidomastoideus)
Deltamuskel
Trapezmuskel
(Trapezius)
Armstrecker
Trizeps
Großer und kleiner
Rundmuskel
(Teres major, minor)
Breiter Rücken-
muskel (Latis-
simus dorsi)
Armspeichen-
muskel (Brachio-
radialis)
Abduktoren:
Mittlerer Gesäß-
muskel (Gluteus
medius)
Großer Gesäßmuskel
(Gluteus maximus)
Rückenstrecker
(Erector Spinae)
Kniebeuger
Wadenmuskel
(Gastrocnemius)
Schollenmuskel
(Soleus)
Achillessehne

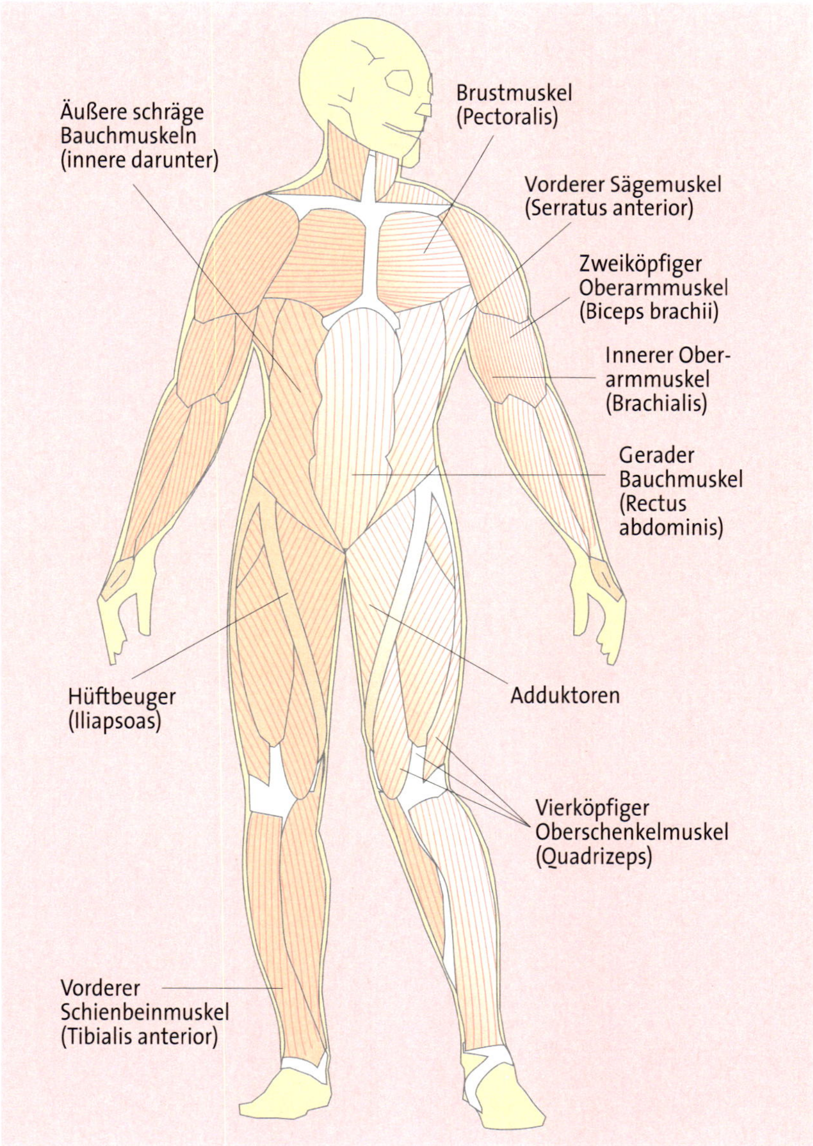
Äußere schräge Bauchmuskeln (innere darunter)
Brustmuskel (Pectoralis)
Vorderer Sägemuskel (Serratus anterior)
Zweiköpfiger Oberarmmuskel (Biceps brachii)
Innerer Oberarmmuskel (Brachialis)
Gerader Bauchmuskel (Rectus abdominis)
Hüftbeuger (Iliapsoas)
Adduktoren
Vierköpfiger Oberschenkelmuskel (Quadrizeps)
Vorderer Schienbeinmuskel (Tibialis anterior)

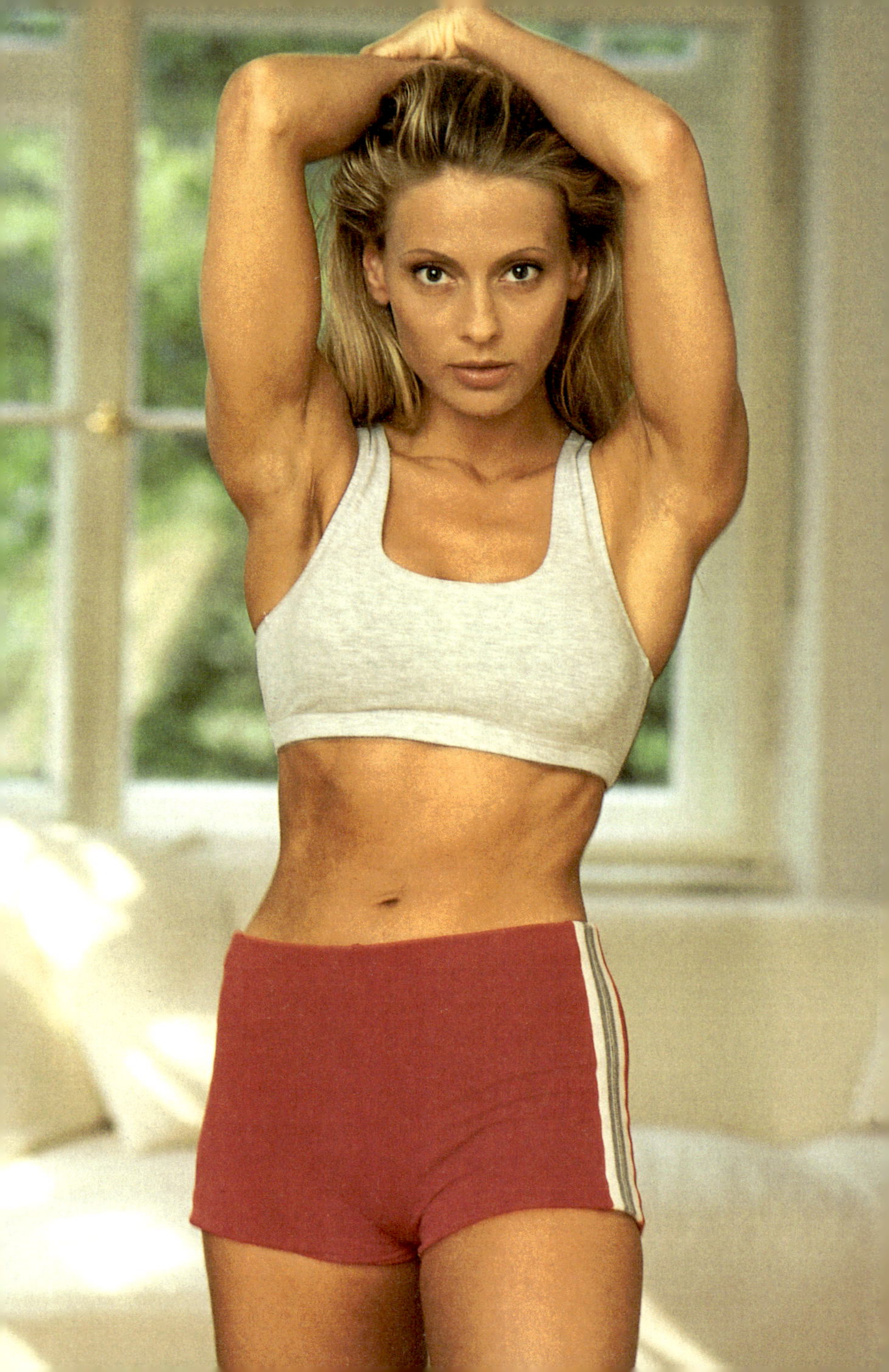

# Übungen für den Bauch

*Die Bauchmuskulatur ist sehr wichtig für die aufrechte Körperhaltung und bietet – gut trainiert – Schutz vor Rückenleiden. Einleitend möchte ich betonen: Ein schöner flacher Bauch entsteht nicht allein durch Krafttraining. Auch eine noch so große Anzahl an speziellen Bauchübungen wird allein nicht helfen, Fettpölsterchen, die sich um die Körpermitte angesammelt haben, zu reduzieren. Neben der ausgewogenen, fettarmen Ernährung setzt ein regelmäßiges Herz-Kreislauf-Training, wie z. B. Radeln, Walken oder Joggen, hier die entscheidenden Akzente zur langfristigen körperlichen Veränderung.*

**Die Bauchmuskeln spielen eine wichtige Rolle für die Stützung des Körpers. Richtig trainiert, können sie die Rückenmuskeln und die Wirbelsäule bei ihrer Arbeit entlasten.**

## Haltungsschäden vorbeugen

Im Folgenden finden Sie Übungen, die die Bauchmuskulatur formen und kräftigen. Alle Übungen sind schonend für Rücken und Gelenke. Sie können bei regelmäßigem Training schon nach einigen Wochen überraschende Erfolge erzielen, denn die Bauchmuskulatur zeigt schnell Strukturänderungen. Auch wenn äußerlich nichts zu bemerken ist, können Sie während des Übens mit einer Hand auf dem Bauch spüren, dass die Bauchmuskulatur härter geworden ist.

Die Bauchmuskulatur setzt sich aus vier verschiedenen Muskeln zusammen: dem M. rectus abdominis, dem geraden Bauchmuskel; dem M. obliquus externus und dem M. obliquus internus, den beiden schräg verlaufenden Bauchmuskeln; und dem M. transversus, dem am

*Vergessen Sie die Hightech-Maschinen im Fitnesscenter. Für unser Bauchprogramm brauchen Sie nur einen Trainingspartner: Ihr eigenes Körpergewicht.*

tiefsten liegenden Bauchmuskel. Der M. rectus abdominis ist der Muskel, der Ober- und Unterkörper verbindet. Er befähigt uns dazu, die Wirbelsäule und damit den gesamten Oberkörper vorwärts zu beugen. Die Hauptfunktion des M. transversus ist die Unterstützung der Atmung, z. B. beim Husten. Die schrägen Bauchmuskeln sind an der Rotation des Oberkörpers und an der Seitbeugung beteiligt.

### Tipps zu den Übungen

**Früher lautete die Bewegungsanweisung für Bauchübungen, den Kopf und die Schultern vom Boden abzuheben. Dadurch wurde der Bauch jedoch nur passiv und ineffektiv mittrainiert.**

- Halten Sie bei allen Übungen den unteren Rücken möglichst flach auf der Unterlage.
- Die Beine sollten in einem Winkel von 90 Grad aufgestellt werden, um die Hüftbeuger auszuschalten. Die Beinmuskulatur ist lockerer, wenn die Füße flach am Boden liegen. Das Gesäß bleibt während der gesamten Übung entspannt.
- Das Kinn sollte eine Faust breit Abstand vom Brustbein haben. Achten Sie darauf, dass es während der gesamten Übung in dieser Position bleibt. Schauen Sie nicht zur Decke!
- Atmen Sie während der Kontraktion aus, und atmen Sie bei der Entspannung in die Lunge ein.
- Für alle Bauchübungen gilt die folgende Bewegungsanweisung: Führen Sie mit Ihrem Bauch eine »Ziehharmonikabewegung« aus, und ziehen Sie ihn dabei ein. Wenn Sie die Bauchmuskulatur kontrahieren, sollten Sie das Gefühl haben, dass sich die unteren Rippen den Beckenknochen annähern und der Nabel in Richtung Rücken gedrückt wird. Es ist dieses Zusammenziehen der Bauchmuskulatur, das den Oberkörper bzw. den Unterkörper bewegt.
- Anzahl der Wiederholungen: × gibt die Zahl für Anfänger, ×× die Zahl für Trainierte an.

## 1. Crunches – gerader Bauchmuskel

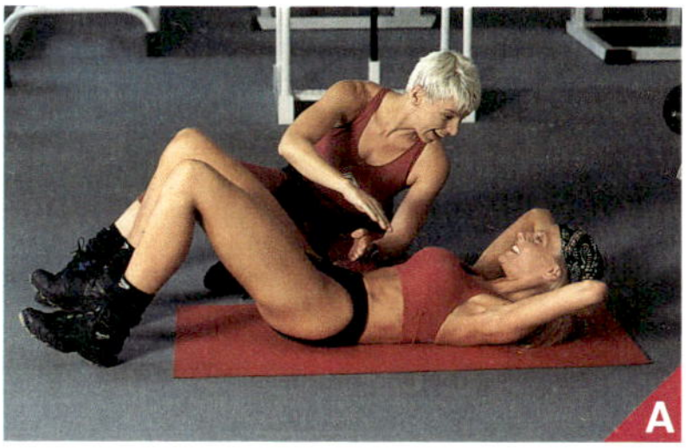

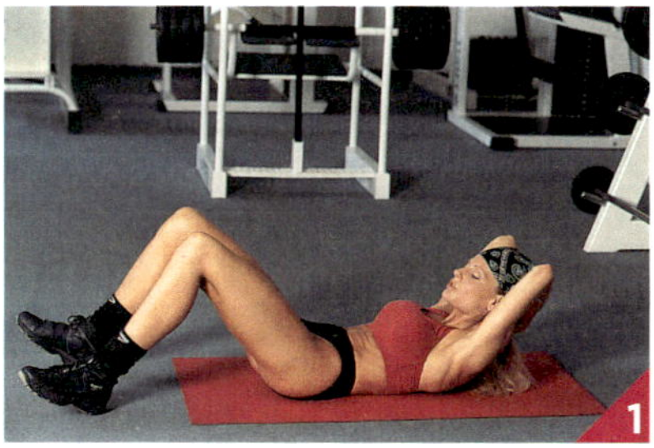

**AUSGANGSPOSITION** Loren liegt auf dem Rücken, ihr unterer Rücken ist flach aufgelegt. Die Beinstellung ist nahezu rechtwinklig; auf diese Weise wird die sonst stark eingreifende Hüftbeugemuskulatur ausgeschaltet. Ihre Hände sind hinter dem Kopf verschränkt, die Ellbogen zeigen nach außen. Der Kopf wird neutral gehalten. Das Kinn ist eine Faustlänge von der Brust entfernt.
**ÜBUNG** Die untersten Rippen in Richtung Beckenknochen bewegen und dabei ausatmen. Sie sollten eine Spannung im Bauchbereich verspüren. Drei Viertel des Rückens bleiben am Boden. Den Kopf auf einer Linie mit der Wirbelsäule halten. Wenn Sie in der Endposition sind, halten Sie diese kurz, bevor Sie langsam in die Ausgangsposition zurückrollen. Atmen Sie in der Entspannungsphase tief ein.
**WIEDERHOLUNG** × 8x, 2 Sätze ×× 16–24x, 3 Sätze
Loren zeigt hier die klassische Fehlerhaltung: Ihr unterer Rücken liegt nicht am Boden auf, sie ist in der Hohlkreuzstellung. In dieser Position kann man die Spannung in der Muskulatur nicht aufrechterhalten; stattdessen wird die Kontraktionsbewegung abgefälscht und mit Schwung aus dem Rücken heraus gearbeitet. Eine solche Bewegung stellt eine hohe Belastung für den unteren Rücken dar und ist unbedingt zu vermeiden.

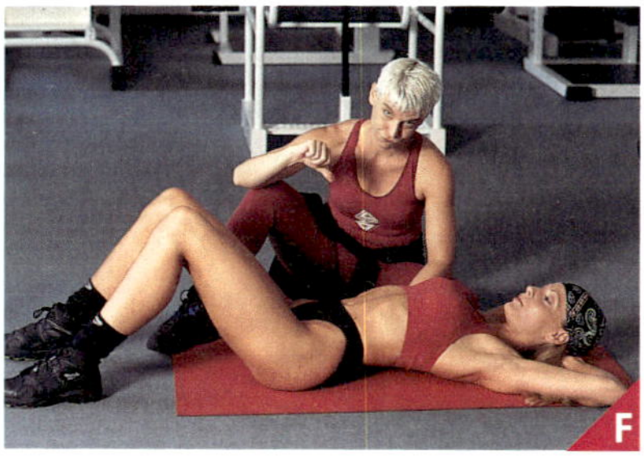

**TIPP** Husten Sie einmal ganz tief, oder lachen Sie – so können Sie die »Zieharmonikabewegung« spüren.

## 2. Crunches auf der schrägen Plattform

**AUSGANGSPOSITION** Loren liegt auf der schrägen Plattform mit dem Kopf nach oben. Die Beine stehen mit flach aufgestellten Füßen am Boden.

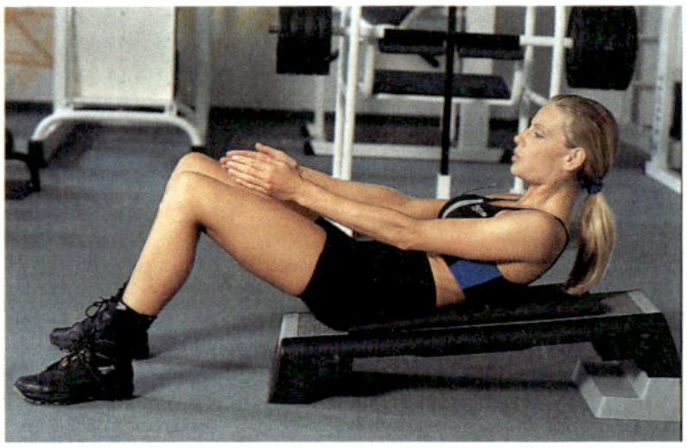

**ÜBUNG** Die Bauchmuskulatur kontrahieren, dadurch rollt der Oberkörper auf. Das Kinn ist eine Hand breit vom Brustbein entfernt. Die Arme mit den ineinander gelegten Handflächen nach vorne zwischen die Beine strecken. Ausatmen. Langsam und Wirbel für Wirbel in die Ausgangsposition zurückrollen.

**WIEDERHOLUNG** × 8–16x, 3 Sätze ×× 16–24x, 3 Sätze

**VARIANTE** Sie führen die gleiche Übung aus, aber Sie liegen andersherum auf der Plattform, mit dem Kopf nach unten. In dieser Position arbeiten Sie gegen die Schwerkraft.

## 3. Crunches mit Gebetshaltung

**AUSGANGSPOSITION** Maria liegt auf dem Boden, die Handflächen sind vor dem Körper zusammengelegt. Ihre Beine sind angewinkelt aufgestellt. Der untere Rücken liegt flach auf dem Boden; ihr Nacken ist lang, gerade und entspannt. Sie atmet ein.

**STEP 1** Maria kontrahiert die Bauchmuskulatur, presst die Handflächen fest zusammen und führt die Arme nach oben, dabei atmet sie aus. Bevor sie zu Step 2 übergeht, atmet sie wieder ein.

**STEP 2** Maria führt die Arme zwischen die Beine vor und atmet aus.

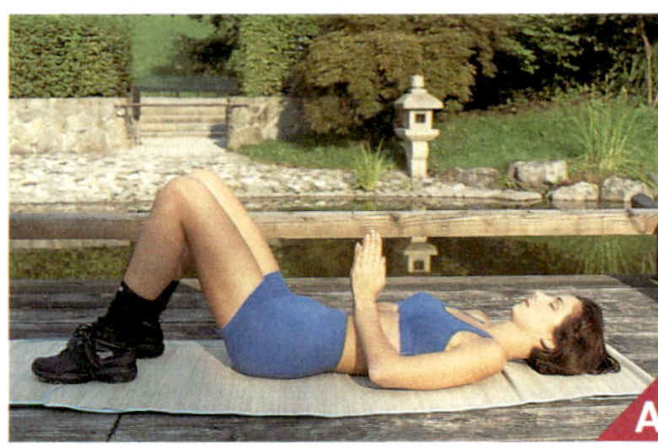


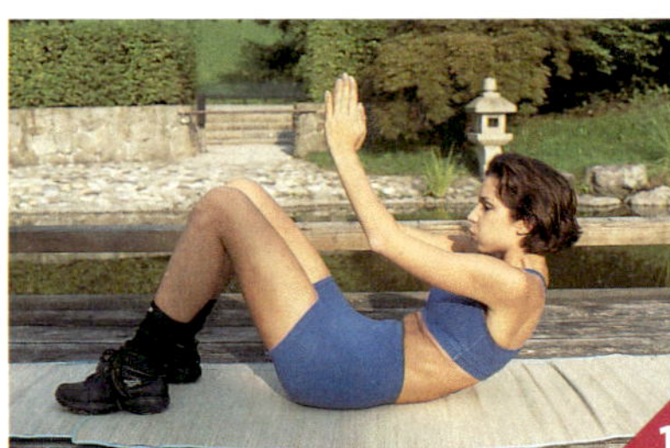

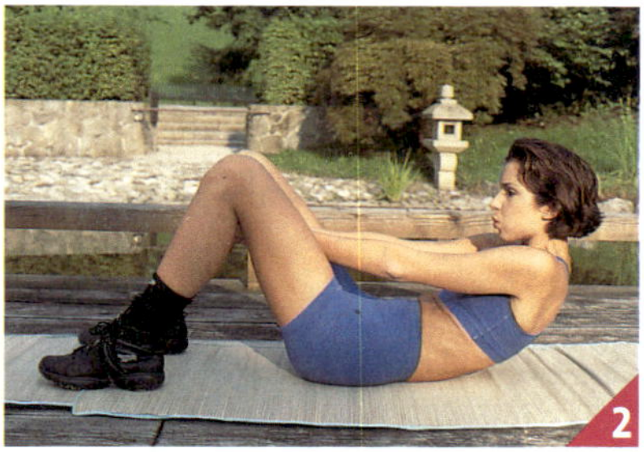


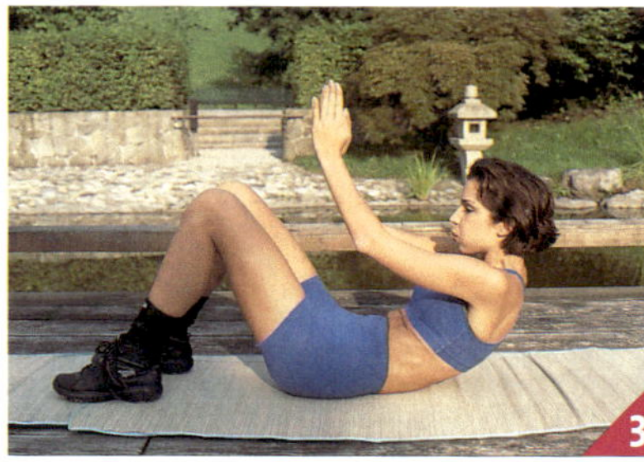


**STEP 3** Sie presst die Handflächen erneut zusammen und führt die Arme nach oben, dabei atmet sie aus. Erst dann rollt sie langsam in die Ausgangsposition zurück und atmet dabei ein.

**WIEDERHOLUNG** × Sequenz 4x ×× Sequenz 8x, eventuell 2 Sätze

**TIPP** Diese spezielle Form von Crunches sollten Sie sehr langsam durchführen. Verweilen Sie bei jedem Step, und spüren Sie bewusst die Anspannung, bevor Sie zum nächsten Step übergehen. Das Kinn sollte stets eine Hand breit vom Brustbein entfernt sein.

## 4. Double Duty Crunches – Bauch-Brust-Übung mit Tubing

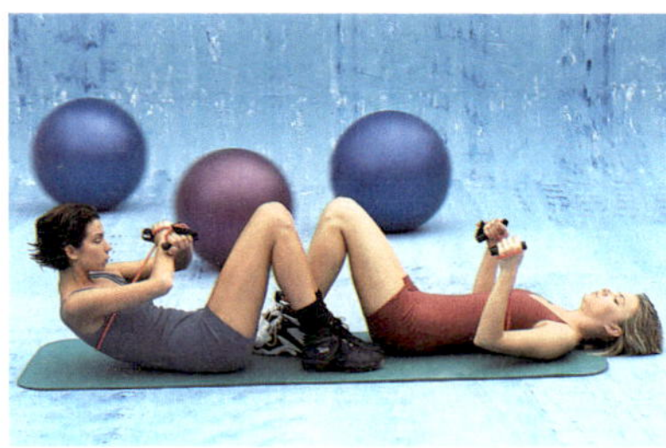

**AUSGANGSPOSITION** Amanda legt das Tubing unter den oberen Rücken und fasst es vor der Brust. Die Tubingenden werden um die Hände gewickelt und kurz gefasst.

**ÜBUNG** Maria zieht ihre Bauchmuskulatur zusammen: Diese Kontraktion hilft ihr dabei, den Kopf und die Schultern gleichzeitig anzuheben, während sie die Arme vor der Brust kreuzt. Dabei atmet sie aus.

**WIEDERHOLUNG** × 4–8x, 3 Sätze ×× 8–16x, 5 Sätze

**INFO** Halten Sie das Tubing auf Spannung, aber nicht so fest, dass Ihre Arme vor der Bauchmuskulatur ermüden.

**TIPP** Achten Sie auf die Atmung und Kopfhaltung. Rollen Sie den Oberkörper bis zum Brustbein auf.

## 5. Double Duty Crunches – Bauch-Brust-Übung mit Hanteln auf der Plattform

**Ausgangsposition** Loren liegt auf der leicht angeschrägten Plattform. Kopf und Schulterbereich liegen auf. Ihre Arme sind im Ellbogengelenk angewinkelt; ihre Hände halten mit neutraler Handgelenksposition jeweils eine Hantel. Diese Übung kann auch ohne Hanteln durchgeführt werden.

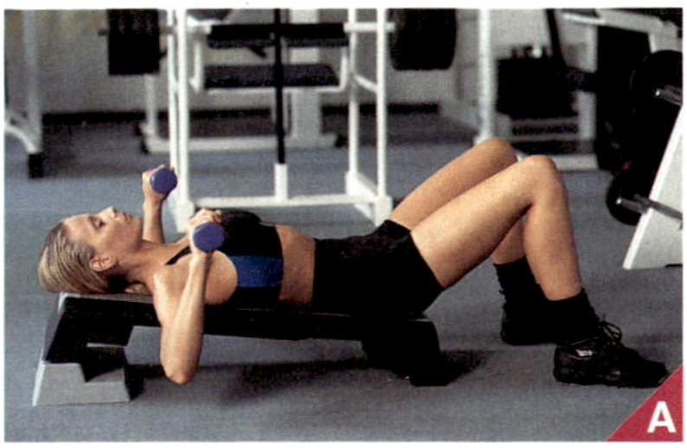

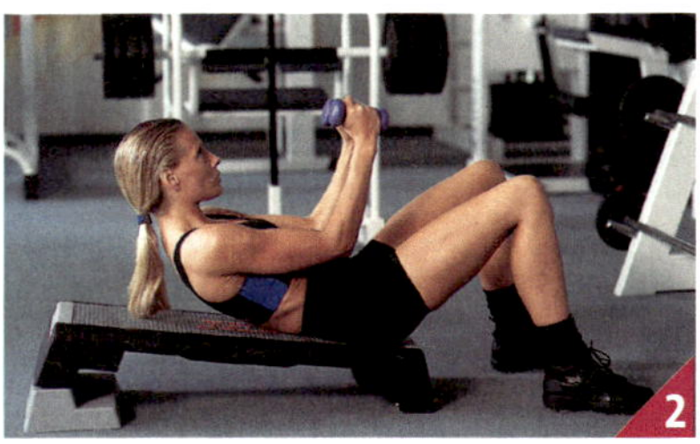

**Step 1** Loren drückt die Hanteln gerade nach oben. Die Bauchmuskulatur zieht sich zusammen. Diese Kontraktion hilft, Kopf und Schultern gleichzeitig anzuheben.

**Step 2** Die Handflächen zueinander drehen und die Ellbogen zusammendrücken, dabei den Bauch fest nach innen ziehen und ausatmen. Den Rücken noch etwas weiter aufrollen und dann langsam wieder in die Ausgangsposition zurückgehen. Achten Sie bei dieser Übung unbedingt auf die richtige Atemtechnik: Atmen Sie aus, während Sie kontrahieren, und atmen Sie bei der Entspannung ein.

**Wiederholung** × 4–8x ×× 8–12x

## 6. Pull-Over Crunches – mit Hanteln auf der Plattform, gerader Bauchmuskel

**Ausgangsposition** Loren liegt auf der schrägen Plattform mit dem Kopf nach oben. Die Arme sind hinter den Kopf gebeugt, beide Hände fassen eine Hantel. Ihre Beine stehen angewinkelt auf dem Boden, so dass der untere Rücken flach auf der Plattform aufliegen kann.

**Übung** Loren kontrahiert ihre Bauchmuskulatur. Sie zieht ihr Kinn leicht zur Brust – der Abstand sollte ungefähr eine Faustlänge betragen – und rollt

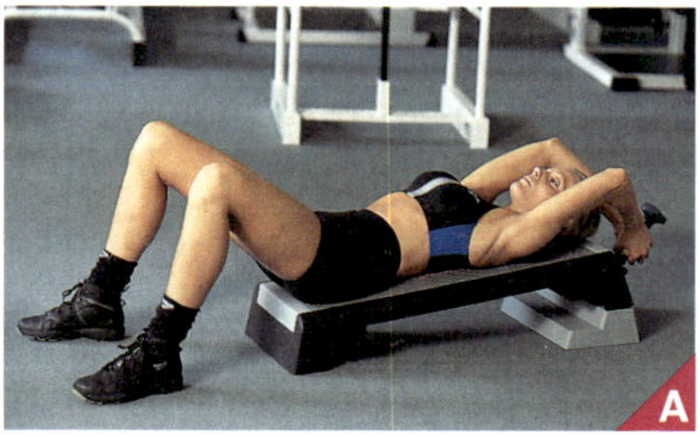


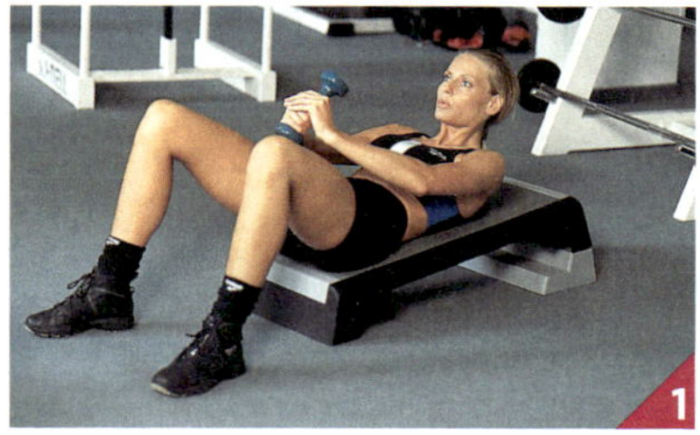


den Oberkörper auf. Sie zieht ihre Bauchmuskulatur noch weiter zusammen und führt das Gewicht mit ständig gebeugten Armen nach vorne in Richtung Beine. Die Schultern bleiben dabei ruhig. Der Bewegungsablauf ist fließend. Während der gesamten Übung ausatmen. Langsam in die Ausgangsposition zurückrollen, dabei einatmen.

**Wiederholung** × 4–8x, 3 Sätze ×× 8–16x, 5 Sätze

**Tipp** Achten Sie darauf, nicht ins Hohlkreuz zu fallen, wenn Sie in die Ausgangsposition zurückgehen. Spüren Sie beim Auf- und Abrollen bewusst jeden einzelnen Wirbel.

## 7. Reverse Crunches – gerader Bauchmuskel

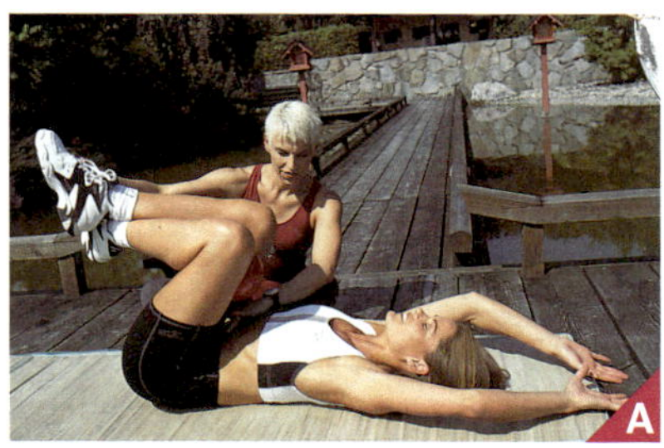


**Ausgangsposition** Debbie liegt entspannt am Boden. Ihre Arme liegen seitlich hinter dem Kopf. Die Beine sind angewinkelt und die Füße überkreuzt.

**Übung** Debbie zieht den Bauch fest zusammen, dabei bewegen sich die Knie in Richtung Brust. Während sie den unteren Rücken langsam aufrollt, atmet sie aus.

**Wiederholung** × 4–8x, 2 Sätze
×× 8–24x, 3 Sätze

**Tipp** Führen Sie diese Übung langsam und konzentriert aus.

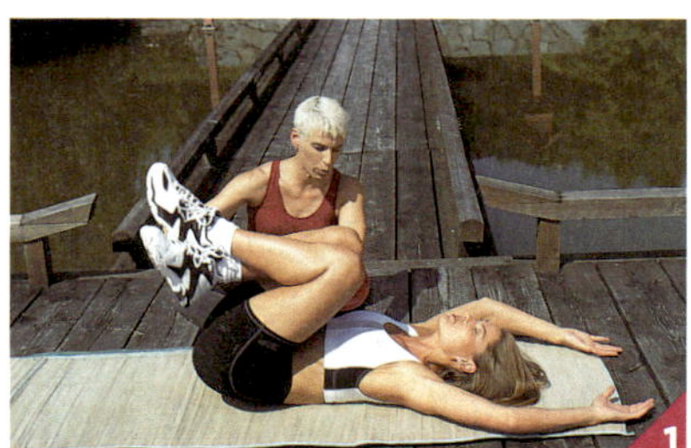

## 8. Hip Lifts – auf der Plattform, gerader Bauchmuskel

**Ausgangsposition** Loren liegt mit dem Kopf nach unten auf der schrägen Plattform. Sie streckt die leicht gebeugten Beine nach oben und legt die Hände auf den Bauch.

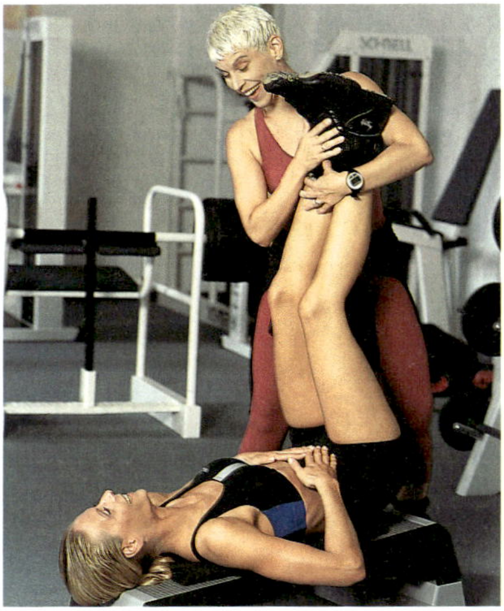

**Übung** Loren spannt die Bauchmuskeln an und hebt das Becken nur wenige Zentimeter von der Plattform gerade nach oben ab.

**Wiederholung** × 4–8x, 3 Sätze
×× 8–24x, 3 Sätze

**Tipp** Anfänger sollten zunächst mit einem Trainingspartner üben: Dieser korrigiert die Bewegungsrichtung der Beine, damit sie sich nur nach oben bewegen. »Hüpfen« Sie auf keinen Fall mit dem Gesäß! Wenn Sie mit Schwung arbeiten, bringt das dem Bauch überhaupt nichts.

## 9. Obliquus Crunches – schräge Bauchmuskulatur

**Ausgangsposition** Loren liegt mit flachem Rücken auf dem Boden. Sie hat die Beine aufgestellt, der untere Rücken liegt flach auf. Sie schlägt zuerst das rechte Bein über das angewinkelte linke, dann legt sie den rechten Arm zur Seite. Die linke Hand liegt am Hinterkopf.

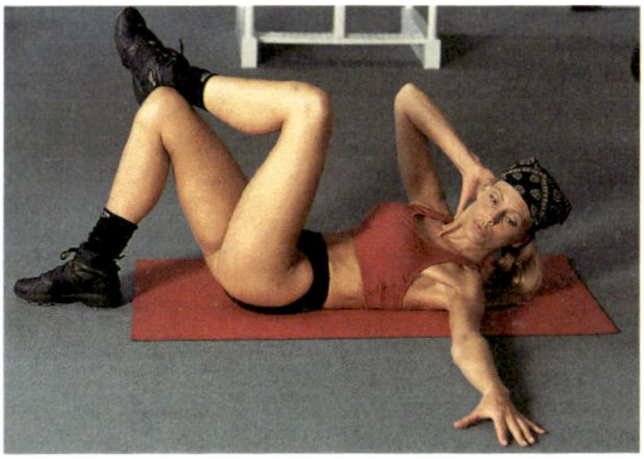

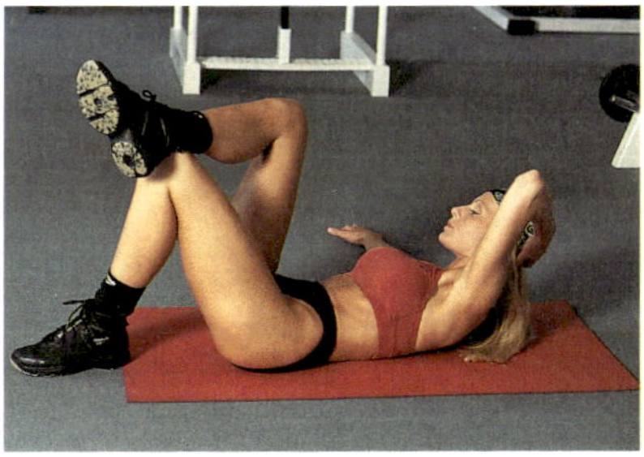

**Übung** Loren kontrahiert die Bauchmuskulatur und führt die linke Schulter in Richtung rechtes Knie. Dabei wird der Oberkörper leicht eingedreht. Den unteren Rücken fest in den Boden drücken und den Kopf in einer Linie mit der Wirbelsäule halten. Die Position kurz halten, dann langsam in die Ausgangsposition zurückrollen.

**Wiederholung** × 4–8x, 3 Sätze; Seitenwechsel

×× 8–24x, 3 Sätze; Seitenwechsel

**Für fortgeschrittene** Führen Sie 3 Sätze mit einer Seite durch, Seitenwechsel; dann noch mal 2 Sätze auf jeder Seite.

**Tipp** Wenn Sie diese Übung richtig ausführen, sollten Sie das Gefühl haben, dass die untere Rippe der linken Seite zum rechten Beckenknochen kommt und umgekehrt. Drehen Sie Ihre Schulter nicht zu weit ein, sondern führen Sie sie in einer Diagonalen zum Knie.

## 10. Partner-Obliquus

**Ausgangsposition** Amanda und Maria liegen mit flachem Rücken auf dem Rücken, die leicht gebeugten Beine sind nach oben gestreckt, Po und Fersen berühren einander. Der rechte Arm wird zur Seite ausgestreckt, die linke Hand liegt am Hinterkopf.

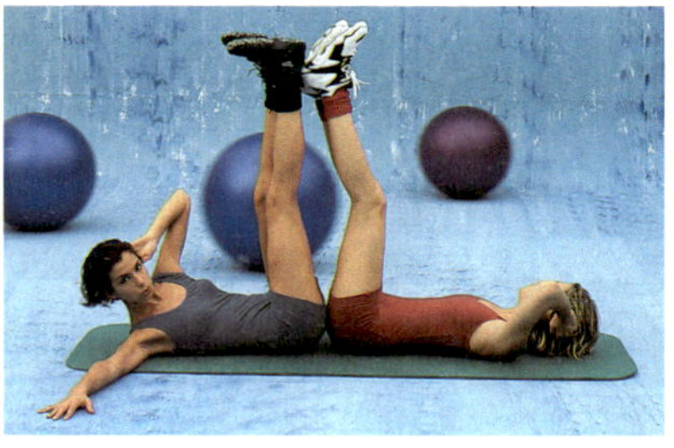

**Übung** Beide kontrahieren die Bauchmuskulatur und führen die linke Schulter in Richtung rechtes Knie. Dabei wird der Oberkörper leicht eingedreht. Die Ellbogen des angewinkelten Arms zeigen während der Übung nach außen (siehe auch Übung 9).

**Wiederholung** × 4–8x, 3 Sätze; Seitenwechsel

×× 8–24x, 3 Sätze; Seitenwechsel

**Tipp** Sie sollten bei dieser Übung das Gefühl haben, dass sich die untere Rippe der linken Seite dem rechten Beckenknochen nähert und umgekehrt. Achten Sie wieder darauf, die Schulter nicht zu weit einzudrehen. Wenn die Muskulatur des hinteren Oberschenkels verkürzt ist, sollten Sie diese Übung nicht auswählen.

## 11. Ball Combi – für gerade und schräge Partien

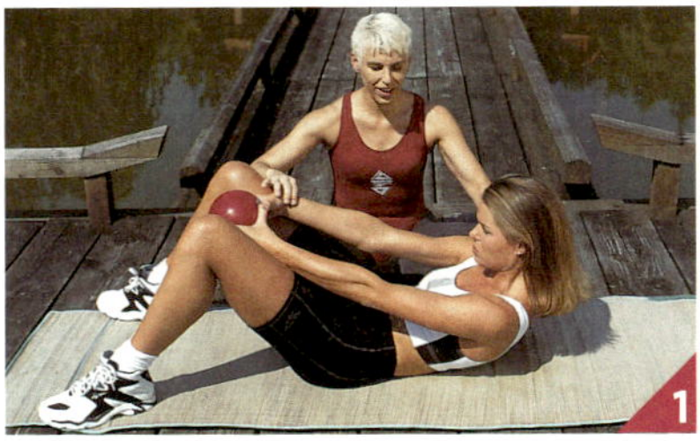

1

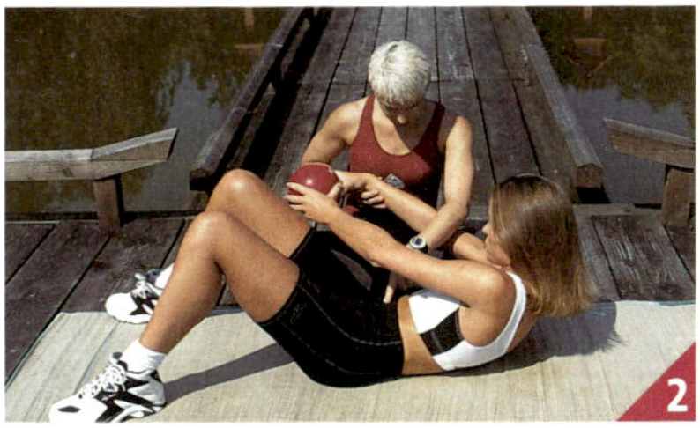

2

**Ausgangsposition** Debbie liegt auf dem Rücken. Sie stellt beide Füße flach auf den Boden auf, der untere Rücken liegt ebenfalls flach auf. Der Kopf ist die Verlängerung der Wirbelsäule; das Kinn bleibt während der ganzen Übung eine Faustlänge vom Brustbein entfernt.
**Step 1** Debbie zieht ihre Bauchmuskulatur zusammmen und führt den Ball mit gestreckten Armen nach vorne zwischen die Beine. Dabei atmet sie aus. Anschließend senkt sie den Oberkörper wieder, berührt dabei aber nicht den Boden.
**Step 2** Den Ball zur rechten Seite bringen und dabei leicht nach hinten rollen. Die Bewegung nicht mit den Armen, sondern mit dem Bauch ausführen.
**Step 3** Jetzt erneut den Ball in die Mitte zwischen die Beine bringen. Ausatmen und wieder leicht zurückrollen.
**Step 4** Diesmal die Arme mit dem Ball zur linken Seite ausstrecken.
**Wiederholung** × Sequenz 4x ×× Sequenz 8x
**Tipp** Langsame und exakte Ausführung ist bei dieser Übung ein absolutes Muss. Die Rückwärts- und Vorwärtsbewegungen minimal halten.

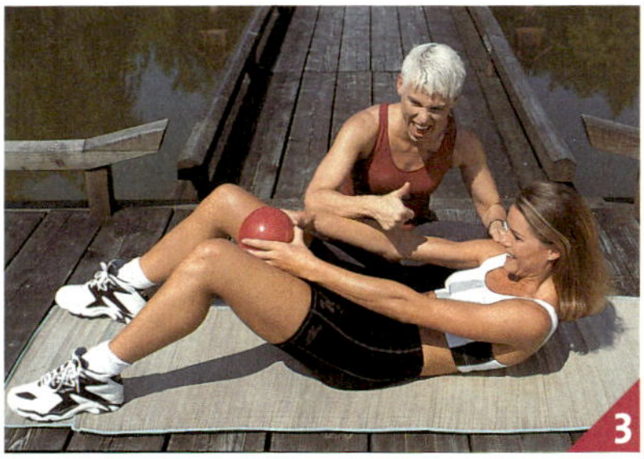

3

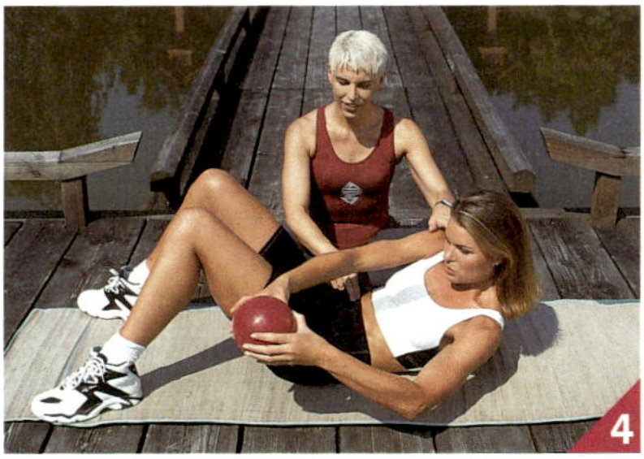

4

## 12. Obliquus Lifts in Seitenlage

**Ausgangsposition** Maria befindet sich in der Seitenlage, ihre Beine liegen aufeinander. Sie stützt sich mit dem linken Unterarm und mit der rechten Hand vor dem Bauch ab. Der Körper bildet eine Gerade. Bei dieser Übung darf man nicht nach hinten fallen, sondern man muss die Seitenlage halten.

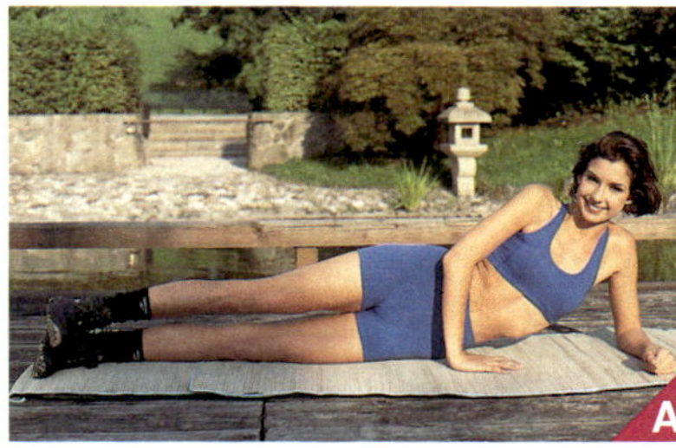


**Übung** Den Körper anspannen und Hüfte und Beine vom Boden abheben. Nur die stützende Hand, der Unterarm und die Außenseite des Fußes liegen noch am Boden auf. Ausatmen, leicht absenken, einatmen und die Übung wiederholen.

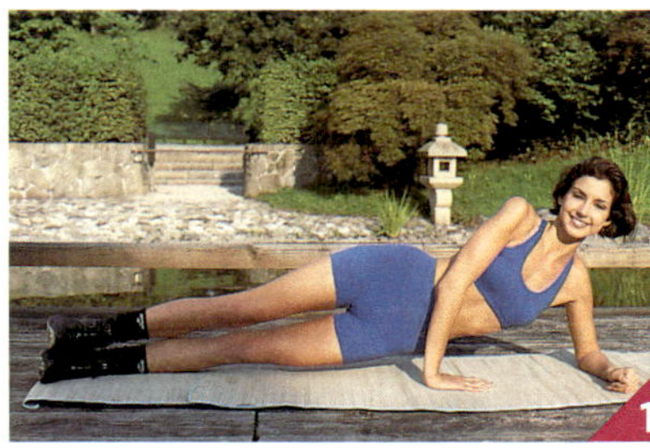


**Variante** Nur für Geübte: Die stützende Hand auf den Bauch legen und die Übung wie oben ausführen.

**Wiederholung** × 4–12x, 3 Sätze
×× 8–24x, 3 Sätze

## 13. Pull-Backs mit Tubing

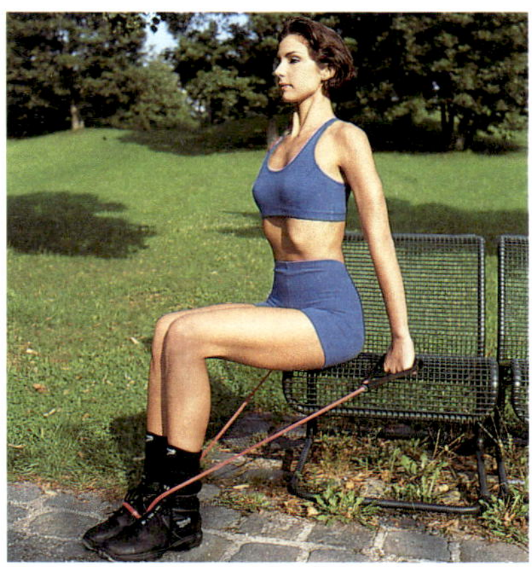

**Ausgangsposition** Maria sitzt auf einem Stuhl, das Tubing ist um einen Fuß gewickelt. Die Arme sind seitlich ausgestreckt und halten die Tubinggriffe.

**Übung** Die gestreckten Arme werden langsam nach hinten geführt, dabei ausatmen. Den Bauch bewusst anspannen. Die Übung dient der Stabilisierung des Rumpfes.

**Wiederholung** × 8–12x ×× 10–16x

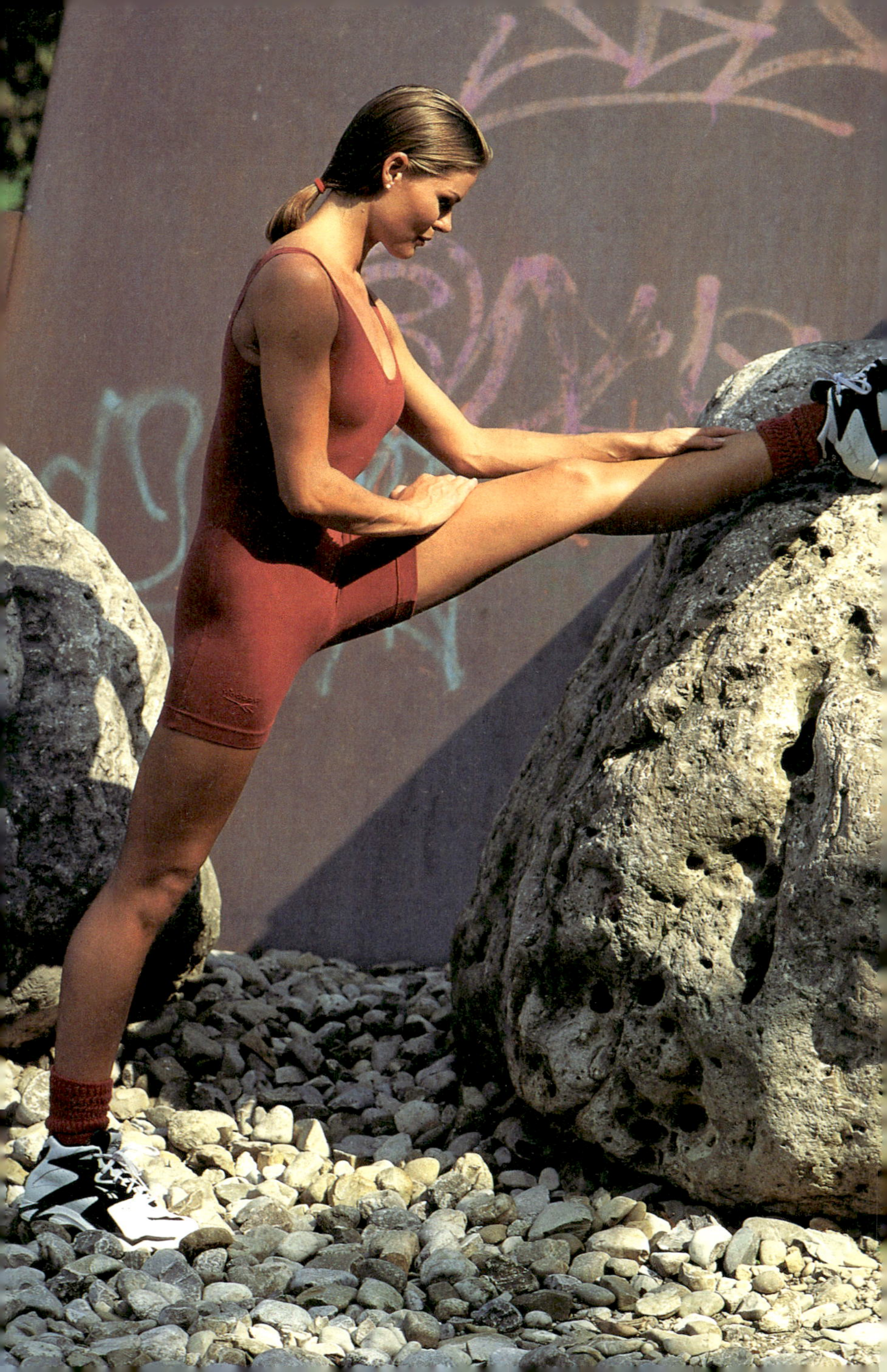

# Übungen für die Beine

*Haben Sie Probleme mit der Hüfte und den inneren Oberschenkeln? Besteht zwischen Oberschenkelvorderseite und -rückseite ein Ungleichgewicht? Dagegen lässt sich etwas tun!*

**Bleiben Sie beweglich: Regelmäßig ausgeführte Dehnübungen für die Beine halten die Muskulatur nicht nur geschmeidig, sie schützen auch vor Verletzungen.**

## Problemzonen beseitigen

Der Oberschenkelmuskel auf der Beinvorderseite, der M. quadriceps femoris, ist mit seinen vier Anteilen der kräftigste Muskel des Körpers. Durch ständig wechselnde Bewegungen beim Stehen, Gehen, Bücken oder Laufen wird er sehr häufig beansprucht, deshalb ist der Quadrizeps schon ohne Training kräftiger als andere Muskeln. Der Quadrizeps ist der Strecker des Kniegelenks; seine Gegenspieler auf der Rückseite des Oberschenkels werden im angloamerikanischen Sprachraum Hamstrings genannt. Zu dieser Muskelgruppe gehören der M. biceps femoris, der Beinbeuger, der M. semitendinosus und der M. semimembranosus.

Die Hamstrings spielen z. B. beim Radfahren eine große Rolle. Sie verhelfen Ihnen zu mehr Zugkraft an den Pedalen. Allgemein ist zwischen Beinvorder- und -rückseite ein Kräfteverhältnis von ungefähr 60 zu 40 Prozent wünschenswert, auch wenn das kein ausgewogenes Verhältnis zu sein scheint. Viele Menschen leiden jedoch unter einem wesentlich ausgeprägteren Ungleichgewicht. Für die Trainingspraxis gilt: Trainieren Sie erst die Hamstrings und dann die Oberschenkelvorderseite.

*Ob mittags im Büro oder abends vor dem Fernseher: Mit gezielten Dehnungsübungen können Sie Ihre Elastizität peu à peu wiedergewinnen.*

## Tipps zu den Übungen

**Sie können Ihre Beinmuskeln auch im Alltag trainieren, indem Sie bei gutem Wetter mit dem Fahrrad zur Arbeit fahren und anstelle des Aufzugs die Treppe benutzen.**

- Das Kniegelenk ist das größte Gelenk des Körpers, aber als Drehwinkelgelenk ist es, wie auch das Schultergelenk, auf eine besonders gute muskuläre Sicherung angewiesen. Der mittlere Teil des Quadrizepsmuskels, der M. vastus medialis, ist besonders wichtig für die Stabilisierung und Führung des Knies. Gerade die Führung bereitet vielen Frauen mit breitem Becken Probleme (X-Beine). Dieser Muskelteil wird bei all den Übungen trainiert, bei denen das Bein mit natürlicher Fußhaltung gerade nach vorne gestreckt wird. Hierbei ist es wichtig, das Bein ganz in die Streckung zu führen, um optimale Trainingseffekte zu erzielen.
- Achten Sie bei allen Übungen auf die angegebene Fußposition.
- Halten Sie bei allen Übungen den Rücken gerade und die Bauchmuskulatur angespannt.
- Wenn Sie die Muskeln der Beinrückseite (Hamstrings) trainieren und dabei auf dem Bauch liegen, achten Sie darauf, dass Ihr Becken immer am Boden bleibt.
- Führen Sie die Übungen langsam und bewusst aus.
- Atmen Sie während der Anspannung aus, bei der Entspannung wieder ein.

## Adduktoren und Abduktoren

Während die Adduktoren zur Oberschenkelgruppe gehören, sind die Abduktoren eigentlich ein Teil der Gesäßmuskulatur. Als Gegenspieler der Adduktoren werden sie jedoch bei den Beinübungen angesprochen. Für das Abspreizen eines Beins ist die Abduktorengruppe verantwortlich. Diese besteht aus dem M. gluteus medius und dem M. gluteus minimus. Außerdem unterstützt die Rotatorengruppe, die unter der Gluteusgruppe liegt, mit sechs weiteren kleinen Muskeln die Abduktoren. Antagonistisch zur Abduktorengruppe wirkt die Adduktorengruppe: Sie führt das Bein an den Körper heran. Diese Muskelgruppe an der Innenseite der Oberschenkel besteht aus fünf größeren Muskeln. Die Abduktoren stabilisieren das Becken, wenn Sie sitzen, stehen oder gehen. Sie sind oft wenig kräftig und flexibel. Langes Sitzen verstärkt dieses Problem – deshalb ist Dehnung besonders wichtig.

## Tipps zu den Adduktoren- und Abduktorenübungen

- Beim Adduktorentraining in der Seitenlage sollten die Hüftknochen genau übereinander liegen.
- Übungen beider Muskelgruppen können sowohl im Stand als auch im Liegen ausgeführt werden. Übungen im Stand haben den Vorteil, dass beim Training der einen Seite die antagonistische Gruppe Stabilisierungsarbeit leisten muss und damit ebenfalls trainiert wird. Wichtig ist, dass die Körperhaltung neutral bleibt.
- Die Übungen – vor allem diejenigen in der Seitenlage – trainieren die Muskulatur isoliert. Dabei wird gegen die Schwerkraft gearbeitet.
- Atmen Sie bei der Anspannung aus und in der Entspannungsphase ein.
- Halten Sie den Fuß während der Beinübungen in einer neutralen, entspannten Position.
- Halten Sie während der Übungen die angegebene Ausgangsseitenlage korrekt ein; nur so können Sie effektiv trainieren.
- An alle Herren der Schöpfung: Diese Übungen sind besonders wichtig für die Körperstatik und für eine ausgewogene Beinmuskulatur. Lassen Sie diese Übungen daher auf keinen Fall aus, auch wenn Sie Ihnen am Anfang ein wenig schwer fallen.

**Zu viel, zu oft, zu schnell – das sind die Trainingsfehler, die am häufigsten zu Verletzungen führen. Hören Sie auf die Signale Ihres Körpers, und finden Sie ein maßvolles Trainingspensum.**

## 1. Leg Extension – Beinstrecken im Sitzen

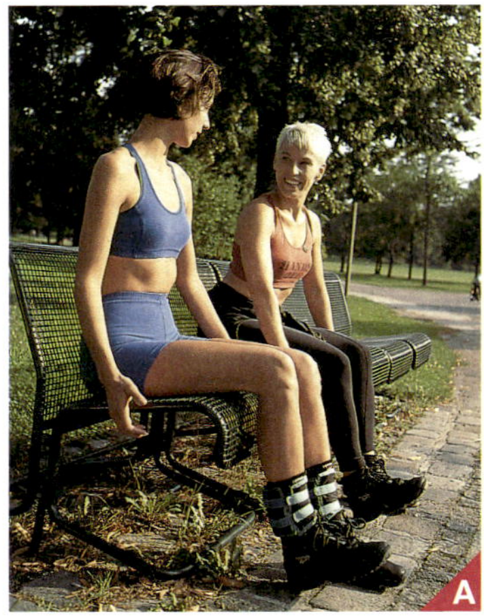


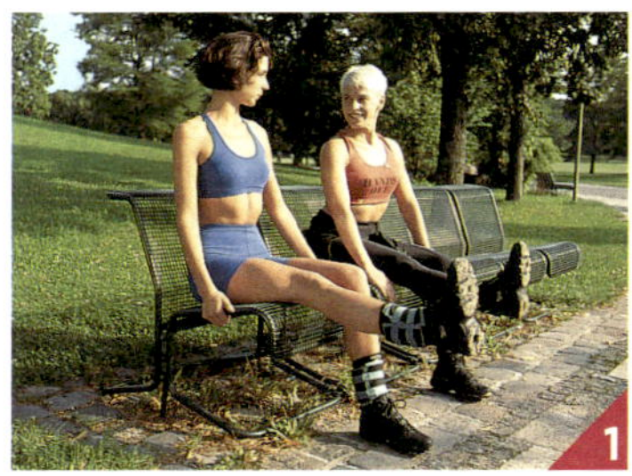


**AUSGANGSPOSITION** Maria und ich sitzen auf einer Bank. Die Beinstellung ist nahezu rechtwinklig, die Füße ruhen flach auf dem Boden. Um die Übungsintensität zu steigern, hat Maria Gewichtsmanschetten um die Fußgelenke gelegt. Die Oberschenkel liegen ganz auf der Sitzfläche auf.

**ÜBUNG** Den Unterschenkel anheben, bis das Bein ausgestreckt ist; langsam wieder senken, ohne den Fuß ganz abzusetzen. Das Knie bleibt dabei immer in der gleichen Position. Es ist bei dieser Übung besonders wichtig, dass man nicht ins Hohlkreuz fällt. Der Rücken sollte unbedingt gerade und angespannt bleiben – wie Maria das demonstriert.

**WIEDERHOLUNG** × 16–32x
×× Mit Manschetten 8–24x

## 2. Three-way Leg Extension – Stabilisierung des Kniegelenks

**AUSGANGSPOSITION** Maria und Amanda liegen auf dem Rücken, sie stützen den Oberkörper mit den Ellbogen. Den Rücken gerade lassen, die Schultern nach unten ziehen. Ein Bein angewinkelt aufstellen. Maria zeigt die Ausgangsposition von der Seite. Das Rubberband liegt um den Knöchel des aufgestellten Beins.

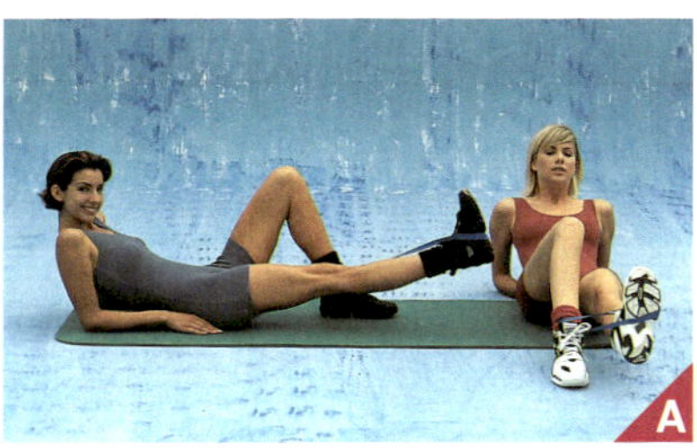


**STEP 1** Das arbeitende Bein wird nach innen rotiert, so dass Fußspitze und Knie nach innen zeigen. Aman-

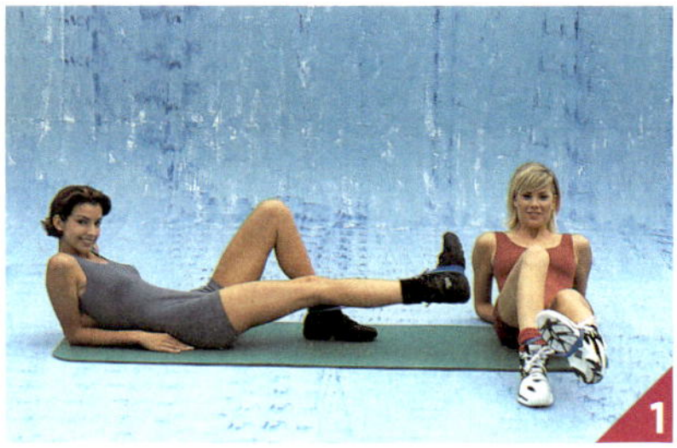


da zeigt diese Stellung. Den Fuß anziehen und die Ferse nach vorne drücken – so als würde man einen schweren Gegenstand wegschieben wollen –, bis das Bein gestreckt ist. Dann die Anspannung im Bein wieder vermindern.

**STEP 2** Das Bein zurückrotieren, so dass Knie und Fußspitze wieder zur Decke zeigen. Dieselbe Übung erneut durchführen, den Fuß immer angezogen lassen. Amanda zeigt die Fußposition.

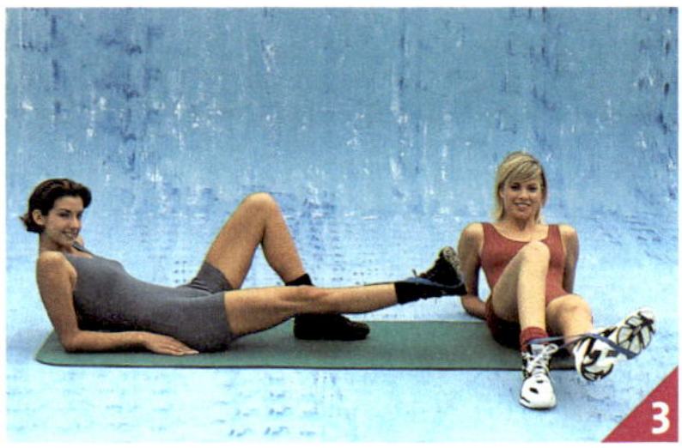


**STEP 3** Nun das Bein in der Hüfte nach außen rotieren – Knie und Fußspitze zeigen dabei nach außen. Erneutes Entspannen und Strecken. Bei Amanda sehen Sie wieder die richtige Fußposition für diese Übung.

**WIEDERHOLUNG** × Ohne Band jeden Step 16x ×× Mit Band jeden Step 8x

**TIPP** Sie können diese Übung auch im Sitzen durchführen; dies ist besonders für Leute mit Knieproblemen zu empfehlen. Das Bein muss unbedingt ganz gestreckt werden.

## 3. Leg Extension – im Sitzen am Boden

**AUSGANGSPOSITION** Maria und Amanda sitzen in leichter Rücklage am Boden. Mit den Händen stabilisieren sie diese Rückenposition, indem sie die Kniekehle des arbeitenden Beins mit beiden Händen umfassen. Den Rücken gerade halten. Amanda zeigt die Ausgangsposition, Maria die Durchführung.

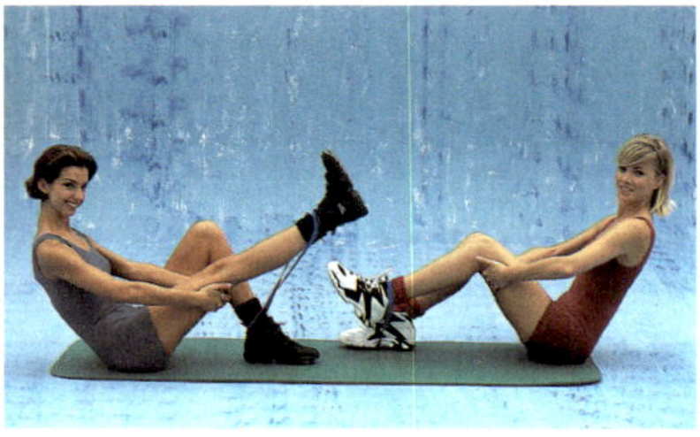

**ÜBUNG** Der Unterschenkel wird nach oben gestreckt. Die Knie bleiben dabei parallel nebeneinander.

Achten Sie darauf, das Bein im Kniegelenk niemals durchzustrecken. Senken Sie es langsam und kontrolliert, ohne es ganz absetzen. Halten Sie kurz die Ausgangsposition, atmen Sie tief ein und aus, und wiederholen Sie dann die Übung.

**Tipp** Obwohl Sie sich leicht zurücklehnen, sollten Sie Ihren Oberkörper unbedingt gerade und angespannt halten. Die Übung langsam und flüssig durchführen.

**Variante** Um die Intensität zu erhöhen, können Sie ein Rubberband um beide Fußgelenke legen. Noch schwieriger wird die Übung, wenn Sie das Rubberband unter dem aufgestellten Fuß fixieren und um den Knöchel des arbeitenden Beins legen.

**Wiederholung** × mit Band 4–12x; ohne Band 8–16x

×× mit Band 8–16x; ohne Band 12–32x

**Tipp** Denken Sie bei den Übungen daran, dass Sie auch die Bauchmuskulatur angespannt halten sollten.

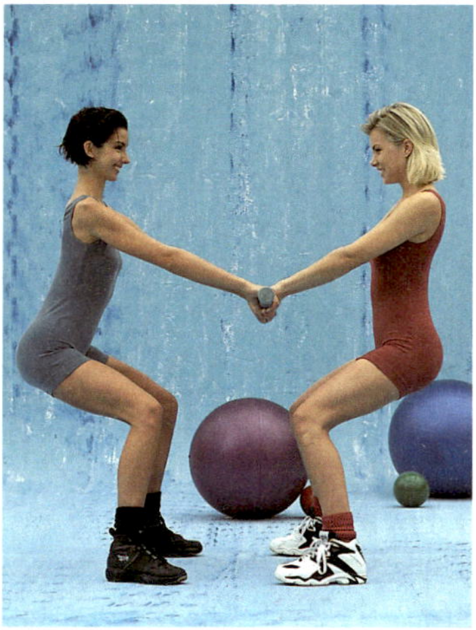

## 4. Face-to-Face Squats – Kniebeugen als Partnerübung

**Ausgangsposition** Amanda und Maria halten mit gestreckten Armen gemeinsam eine Stange. Das Gesäß nach hinten bringen und das Körpergewicht über die Fersen verlagern.

**Übung** Die Beine hüftbreit auseinander stellen und bis zu einem 90-Grad-Winkel beugen, die Knie sollten in gerader Linie über den Fersen sein. Gehen Sie niemals tiefer in die Kniebeuge als bis zur Sitzposition. Beim Heben und Senken des Körpers die Gesäßmuskeln anspannen.

**Wiederholung** × 4–12x, 2–3 Sätze ×× 8–16x, 2–3 Sätze

**Tipp** Der Rücken bleibt angespannt und gerade. Die Bewegungen langsam und flüssig ausführen. Ohne Partner hält man sich an einem stabilen Gegenstand fest – z. B. an einem Türgriff.

## 5. Double Duty Partner-Squats – Strecker und Beuger

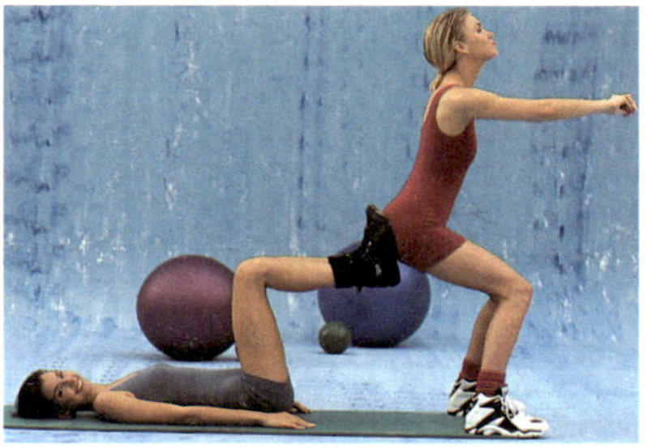

**AUSGANGSPOSITION** Maria liegt auf dem Rücken und beugt ihre Beine im 90-Grad-Winkel; ihre Füße liegen an Amandas Gesäß. Amanda ist in Squat(Kniebeuge)-Position.

**STATISCHE FORM** Amandas Gewicht drückt auf Marias angewinkelte Beine; Maria leistet mit den Beinmuskeln Widerstand. Die Position etwa 1 Minute halten; 3-mal wiederholen.

**DYNAMISCHE FORM** Amandas Gewicht liegt auf Marias angewinkelten Beinen. Maria gibt leicht nach und drückt dann Amanda etwas nach oben. Dann lässt Amanda wieder ihr Körpergewicht auf Marias Beine wirken.

**WIEDERHOLUNG** × 4–8x ×× 8–12x, langsam, konzentriert

**INFO** Die Übung langsam und flüssig durchführen. Amanda trainiert ihre Beinstreckmuskulatur, und Maria trainiert ihren Beinbeuger und ihre Gesäßmuskulatur.

## 6. Hip-Hop Squats mit Bodybar

**AUSGANGSPOSITION** Amanda zeigt die Übung von der Seite, Maria von vorne. Beide stehen mit leicht vorgebeugtem Oberkörper, aber geradem und angespanntem Rücken.

**ÜBUNG** Der Bodybar liegt auf den Schultern. Langsam das Gesäß über den Fersen nach hinten unten senken, bis zwischen Ober- und Unterschenkel ein 90-Grad-Winkel entsteht; dann zurück in die Ausgangsposition gehen.

**WIEDERHOLUNG** × Mit Besen 8–24x
×× Mit Bodybar 8–24x

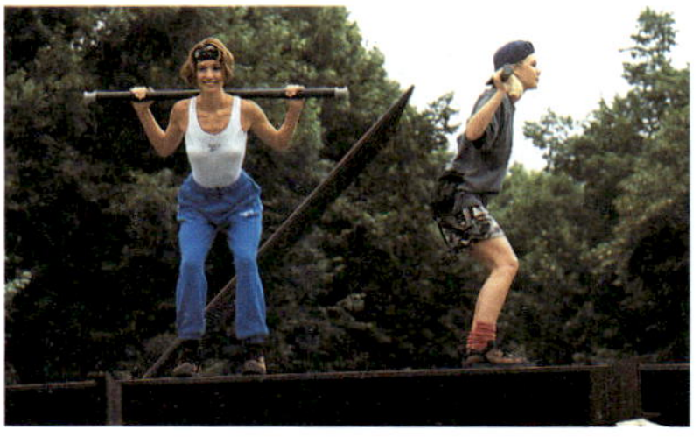

**TIPP** Achten Sie darauf, beim Üben nicht ins Hohlkreuz zu fallen – den Rücken gerade halten und das Gesäß nach hinten unten bringen. Auf keinen Fall tiefer als bis zur Sitzposition in die Kniebeuge gehen.

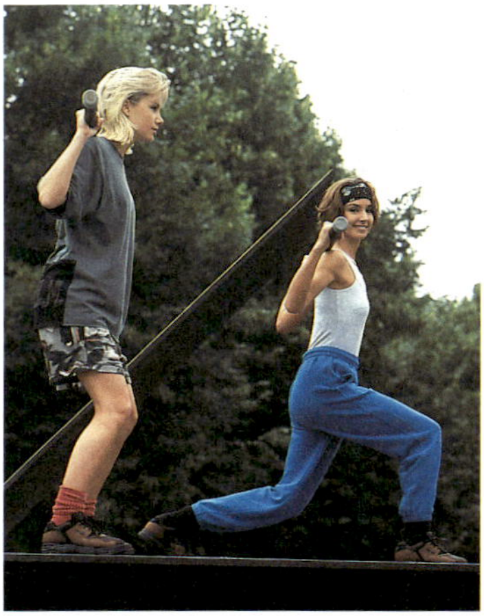

## 7. Front Lunges – Ausfallschritt nach vorne

**Ausgangsposition** Amanda zeigt die Ausgangsposition: Ihre Beine sind hüftbreit geöffnet, ihre Füße stehen parallel. Der Bodybar liegt auf ihren Schultern.

**Übung** Maria zeigt die Übung: Sie geht im Ausfallschritt nach vorne, bis der Kniewinkel 90 Grad beträgt. Sie setzt zuerst die Ferse auf und rollt dann auf den ganzen Fuß. Von der Ferse zurück in die Ausgangsposition.

**Wiederholung** × Mit Besenstiel jedes Bein 8–24x ×× Mit Bodybar gleiches Bein 8–16x

**Tipp** Beim Ausfallschritt sollten Sie auf keinen Fall das Knie über die Fußspitzen vorbeugen.

## 8. Squat Lift Combi

**Ausgangsposition** Amanda und Maria stellen den Bodybar zur Balance vor dem Körper auf und öffnen die Beine hüftbreit.

**Übung** Sie führen einen Squat (Kniebeuge) aus, dann heben Sie das rechte Bein zur Seite. Das Knie des gehobenen Beins zeigt nach vorne. Das Bein wieder absetzen und fließend in die Squatposition übergehen.

**Wiederholung** × 8–16x ×× 8x eine Seite; Beinwechsel

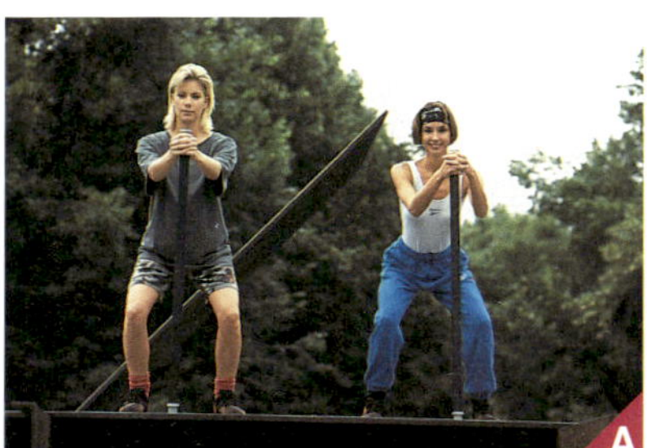
A

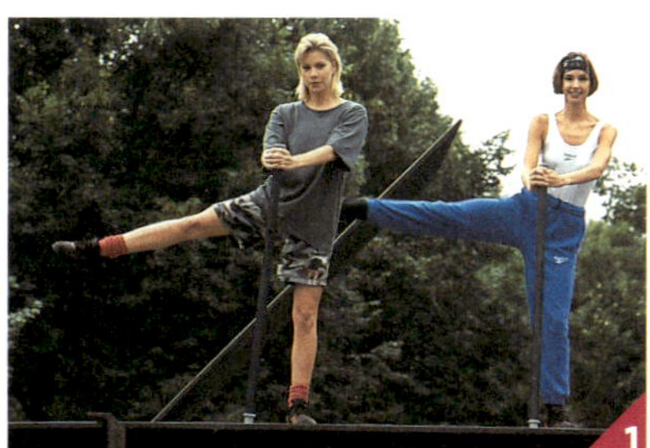
1

## 9. Dehnung im Stehen – Beinstrecker

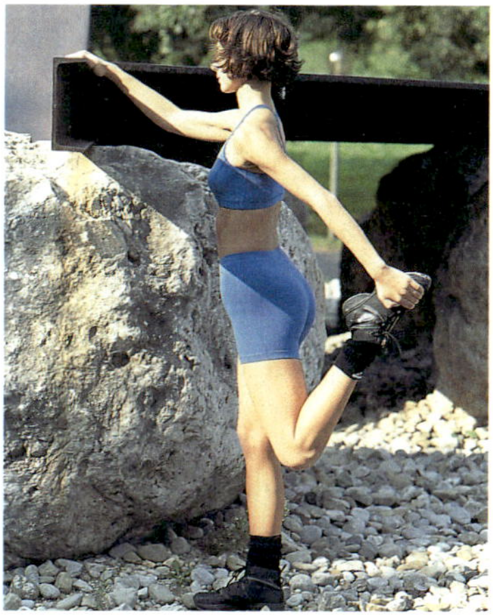

**AUSGANGSPOSITION** Maria steht auf dem rechten Bein, das Knie ist leicht gebeugt. Sie hält den linken Fuß am Fußrist. Der rechte Arm ist zur Balance nach vorne ausgestreckt.

**ÜBUNG** Maria zieht das Bein in gerader Linie nach hinten oben und schiebt gleichzeitig die Hüfte nach vorne. Die linke Schulter wird nach vorne gezogen, dabei ist der linke Ellbogen leicht gebeugt. Diese Position 20 bis 30 Sekunden halten; dann das Bein wechseln.

**TIPP** Bei dieser Übung sollten Sie das Becken gerade halten und sowohl die Gesäß- als auch die Bauchmuskeln anspannen. Ebenso wichtig ist ein gerader Rücken.

## 10. Dehnung in der Seitenlage

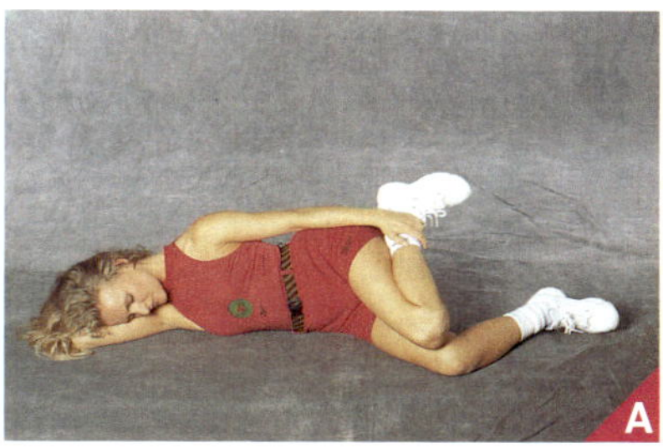


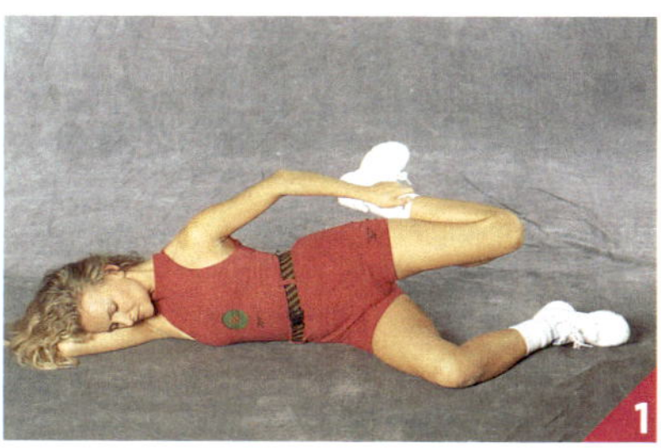


**AUSGANGSPOSITION** Daniela liegt mit leicht angezogenen Beinen auf der Seite. Ihr Kopf ruht auf dem Oberarm. Sie zieht das obere Bein in Richtung Brust und umfasst das Sprunggelenk.

**ÜBUNG** Das Bein wird nach hinten gezogen und die Hüfte nach vorne gedrückt. Die obere Schulter wird nach vorne gezogen. Diese Position 20 bis 30 Sekunden halten, dann die Seite und das Bein wechseln.

**TIPP** Bei dieser Übung sollten Sie das Körpergewicht leicht nach vorn verlagern.

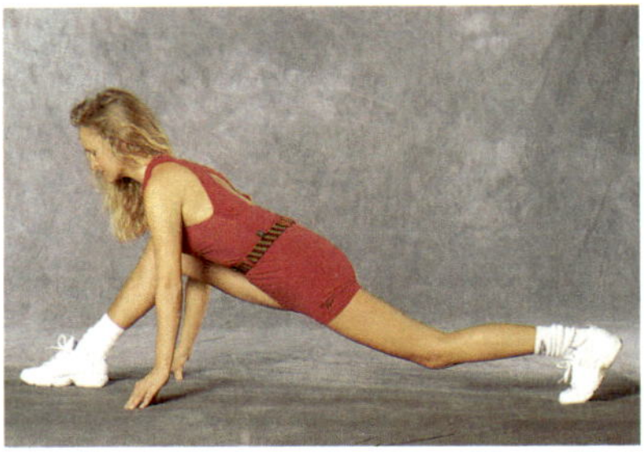

## 11. Dehnung des Hüftbeugers im Ausfallschritt

**AUSGANGSPOSITION** Daniela ist im Ausfallschritt. Das hintere Bein weit hinten aufsetzen, bis man die Fingerspitzen oder Handflächen auf den Boden legen kann.

**ÜBUNG** Nun beugt Daniela das hintere Bein leicht; so erhält sie die optimale Dehnung. Der Oberkörper verläuft in einer diagonalen Linie. Der Rücken sollte bei dieser Übung unbedingt gerade gehalten werden, der Kopf bildet mit dem Rücken eine Linie. Und ganz wichtig: Nicht ins Hohlkreuz fallen. Diese Position 20 bis 30 Sekunden halten, dann das Bein wechseln.

**TIPP** Den Rücken gerade halten. Die Füße nicht nach außen drehen, sie müssen beide nach vorne zeigen. Diese Dehnung sollte man erst ausprobieren, wenn man sich etwas Flexibilität antrainiert hat.

## 12. Hamstrings – Beinbeuger im Stehen

**AUSGANGSPOSITION** Maria steht auf dem rechten, leicht gebeugten Bein. Sie streckt das linke Bein nach hinten, so dass die Fußspitze den Boden berührt. Mit den Händen hält sie sich fest, zieht die Schultern nach unten und spannt die Bauchmuskulatur an.

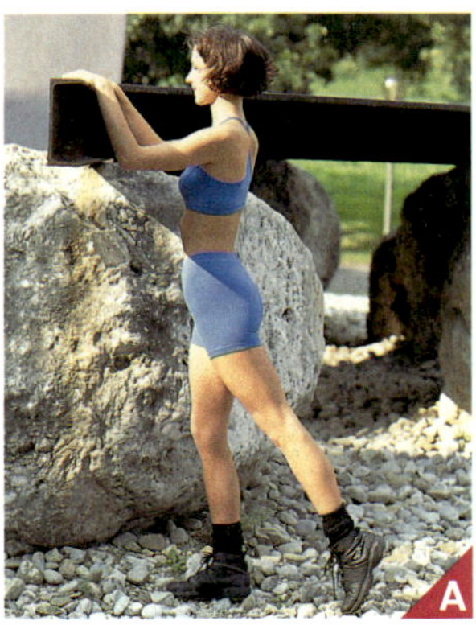


**ÜBUNG** Ohne die Knieposition zu verändern, zieht Maria den Unterschenkel nach oben; dabei sollten die Pomuskulatur und die hintere Oberschenkelmuskulatur angespannt werden. Den Unterschenkel langsam senken.

**INFO** Wenn Sie die Übung mit dem Rubberband durchführen, sollten Sie es unter dem Standbein fixieren. Am arbeitenden Bein wird das Band etwas oberhalb des Fußgelenks platziert – halten Sie es während des gesamten Satzes auf Spannung.

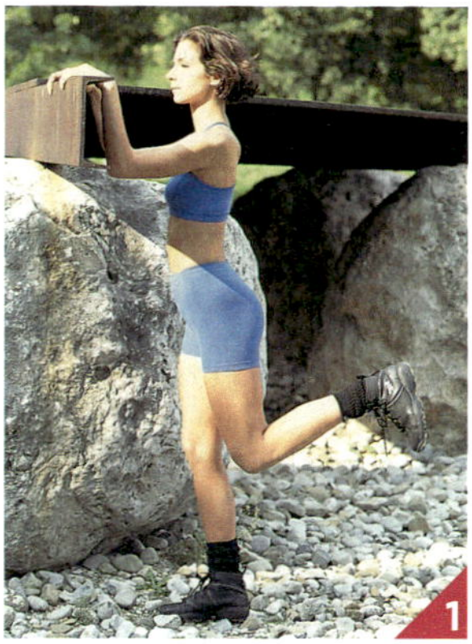

**WIEDERHOLUNG** × 8–16x; Beinwechsel; mit Gewichtsmanschette oder Rubberband 4–12x ×× 12–32x; Beinwechsel; mit Gewichtsmanschette oder Rubberband 8–16x

**TIPP** Den Oberkörper ruhig und gerade lassen, nicht ins Hohlkreuz fallen. Halten Sie den Kopf gerade, er sollte eine Linie mit dem Rücken bilden. Die Schultern nach unten ziehen. Bei dieser Übung bitte nicht vergessen: Bauchmuskulatur anspannen. Führen Sie die Übung langsam und kontrolliert durch.

## 13. Hamstrings auf einer schrägen Plattform mit Manschetten

**AUSGANGSPOSITION** Loren liegt auf dem Bauch. Die Knie liegen auf der schrägen Plattform auf (Einstellung Stufe 3/1), die Fußspitzen berühren den Boden. Zur Steigerung der Intensität arbeitet Loren hier mit Gewichtsmanschetten, die sie um die Fußgelenke gelegt hat.

**ÜBUNG** Den Unterschenkel langsam in Richtung Gesäß ziehen und wieder nach unten führen.

**WIEDERHOLUNG** × 4–12x; Beinwechsel ×× 8–24x; Beinwechsel

**TIPP** Um die Intensität zu steigern, halten Sie Ihr Knie einige Zentimeter von der Plattform weg und führen die Übung von dieser Ausgangsposition aus durch. Achten Sie darauf, dass die Beckenknochen dabei immer auf der Plattform liegen bleiben.

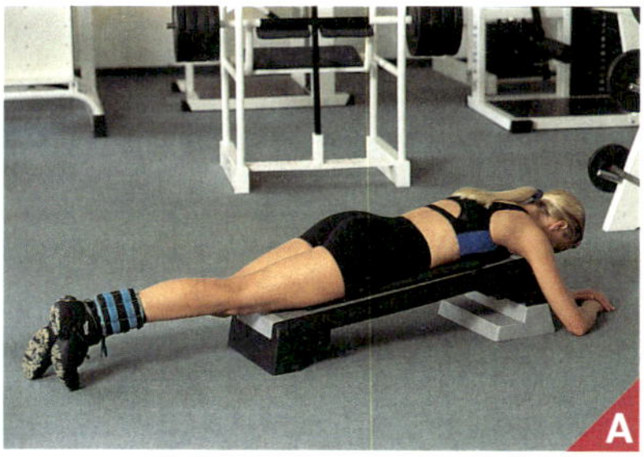

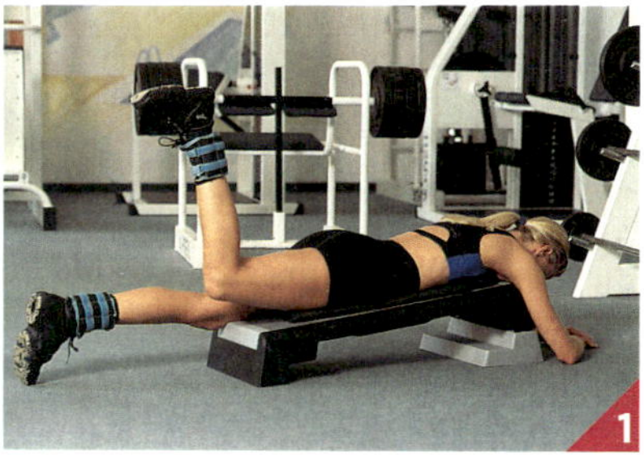

## 14. Hamstrings in der Rückenlage

**Ausgangsposition** Daniela liegt bequem auf ihrem Rücken, die Beine sind angewinkelt, und nur die Fersen sind aufgesetzt. Sie drückt einen Besenstiel in die Hüftbeuge als Orientierungshilfe. Der Kopf liegt bequem, mit langem und geradem Nacken.

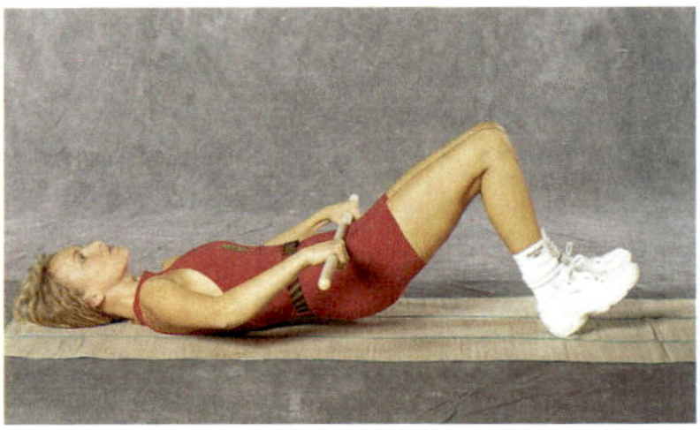

**Übung** Daniela hebt das Becken hoch, bis sie die Anspannung in der hinteren Oberschenkelmuskulatur spürt; dann senkt sie es wieder ab.

**Wiederholung** × Mit Besen 4–12x; mit Bodybar 4–8x

×× Mit Besen 8–16x; mit Bodybar 8–12x, Haltephase 10–20 Sekunden

## 15. Double Duty Hamstrings – horizontales Rudern mit Partner

**Ausgangsposition** Die Plattform ist schräg (Stufe 3/1) gestellt. Amanda liegt mit dem Bauch auf der Plattform. Das Tubing ist um die Fußgelenke gewickelt.

**Übung** Amanda drückt ihr Becken fest auf die Plattform, während sie die Füße in Richtung Gesäß bringt. Sie spannt ihre Gesäßmuskulatur an. Maria zieht die Ellbogen nach hinten, ihre Arme bleiben nahe am Körper.

**Wiederholung** × 4–12x ×× 8–16x

**Tipp** Die Partner müssen immer gleichzeitig ziehen. Die Tubingmitte sollte mehr in Richtung Schienbein liegen, nicht direkt über den Fußgelenken.

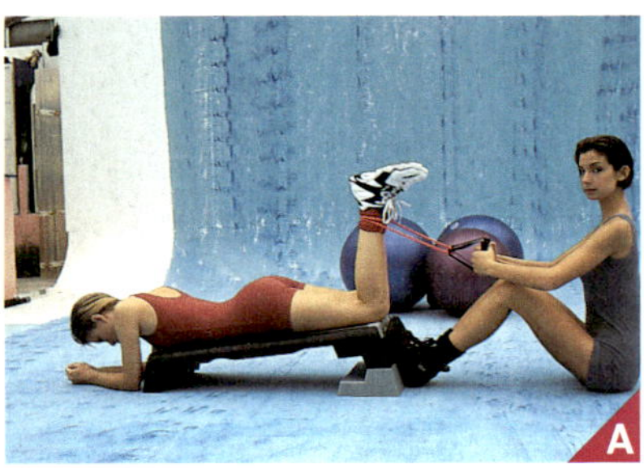


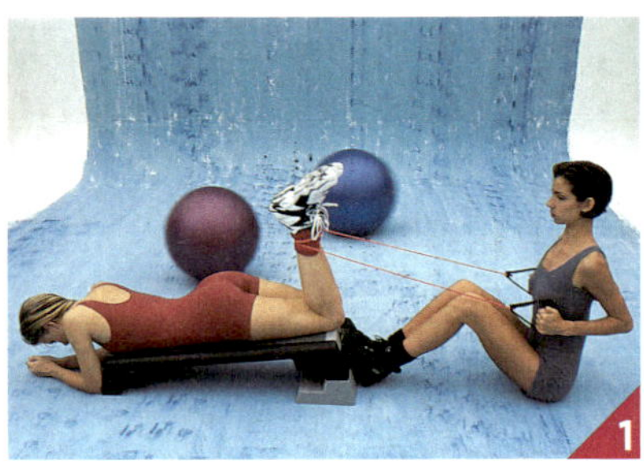

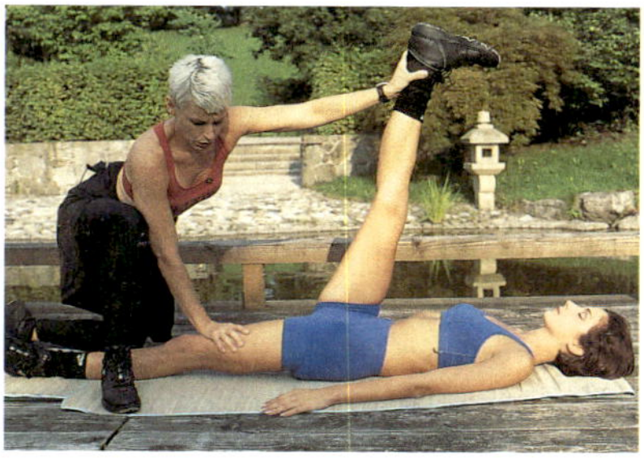

## 16. Hamstrings – Dehnung in der Rückenlage mit Partner

**AUSGANGSPOSITION** Maria liegt auf dem Rücken mit ausgestreckten Beinen. Den unteren Rücken möglichst flach auf dem Boden halten; der Nacken ist lang.

**ÜBUNG** Ich lege eine Hand auf Marias linken Oberschenkel, meine andere Hand nimmt das rechte Bein und führt es langsam nach oben. Maria bestimmt den Dehnungsgrad.

**VARIANTE** Ohne Partner zieht man das angewinkelte Bein in Richtung Brust und streckt es nach oben. Die Hände fassen an der Rückseite des Oberschenkels. Die Position 20 bis 30 Sekunden halten; Beinwechsel.

**TIPP** Das Gesäß bleibt am Boden, und der restliche Körper ist entspannt. Den Rücken immer gerade halten; das gilt auch für Nacken und Kopf.

## 17. Ballet Stretch – Dehnung der Beinrückseite im Stand

**AUSGANGSPOSITION** Debbie steht auf dem rechten Bein; das linke Bein liegt ausgestreckt auf einem großen Stein. Das Becken ist gerade, die Gesäßmuskeln sind angespannt. Das Standbein bleibt im Knie leicht gebeugt.

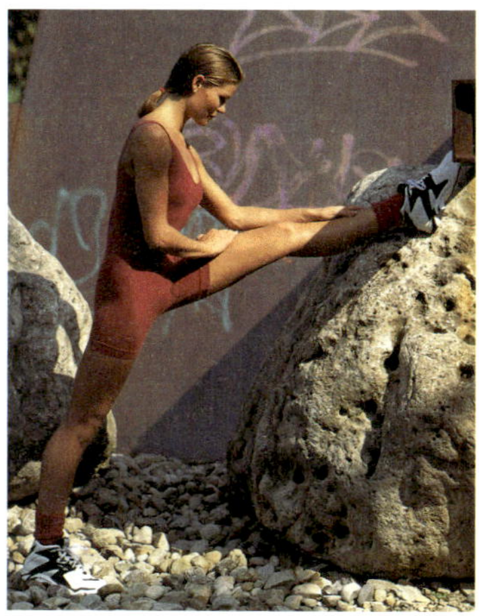

**ÜBUNG** Der Rücken ist gerade und der Bauch eingezogen. Debbie beugt den Oberkörper leicht nach vorne, bis sie ein Ziehen an der Beinrückseite verspürt. Die Position 20 bis 30 Sekunden halten; dann das Bein wechseln.

**TIPP** Die Schulterblätter zusammenziehen und die Brust nach vorne bringen. Wenn Sie sich noch nicht genügend Flexibilität antrainiert haben, einfach das gestreckte Bein auf einen niedrigeren Gegenstand aufstellen.

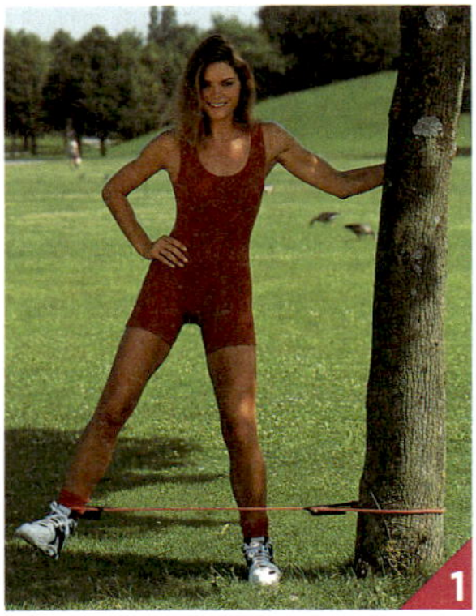


## 18. Abduktoren- und Adduktorentraining mit Tubing im Stehen

**AUSGANGSPOSITION** Debbie legt das Tubing um einen Baum und zieht das eine Ende durch den Griff zu einer Schlaufe; in der gleichen Weise wird es um den arbeitenden Fuß gelegt. Debbie steht mit hüftbreit geöffneten Beinen, die Knie sind leicht gebeugt; zur besseren Balance hält sie sich am Baum fest. Der Rücken ist gerade, die Gesäßmuskulatur ist angespannt.

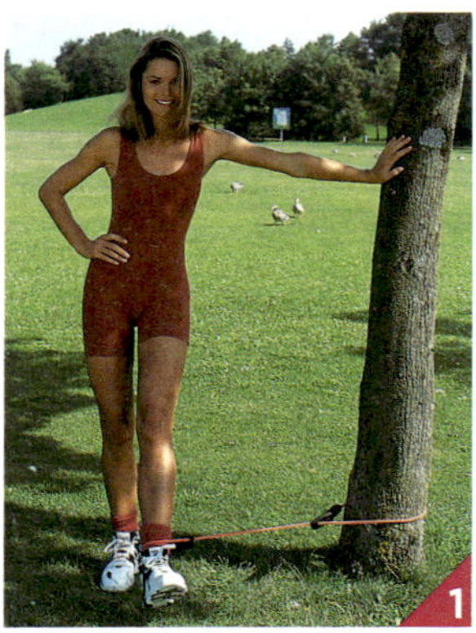


**STEP 1 – ABDUKTOREN** Debbie hat die Schlaufe um das Fußgelenk des Außenbeins gelegt und hält das Tubing auf Spannung. Sie spreizt das gestreckte Bein seitlich ab; der Fuß ist leicht angewinkelt, da sich das Bein so kontrollierter führen lässt. Beide Knie zeigen während der gesamten Übung nach vorne.

**STEP 2 – ADDUKTOREN** Debbie legt nun die Schlaufe um den Innenfuß. Sie kreuzt das gestreckte Bein vor dem Körper. Der Fuß ist wieder leicht angewinkelt und die Zehenspitzen zeigen nach oben, die Ferse gibt die Bewegungsrichtung vor.

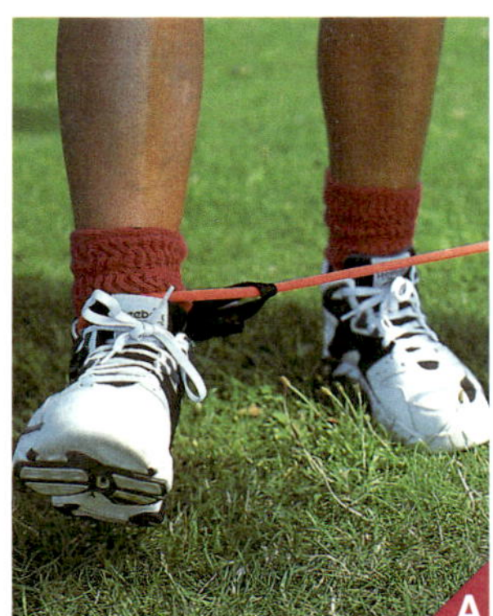


**WIEDERHOLUNG** × 4–12x; Beinwechsel
×× 8–24x; Beinwechsel

**TIPP** Halten Sie das Tubing während der gesamten Übung auf Spannung. Der Körper sollte gerade und stabil bleiben – achten Sie darauf, dass Sie in der Hüfte nicht einknicken. Atmen Sie bei der Anspannung aus und in der Entspannungsphase ein.

## 19. Adduktorentraining mit Plattform

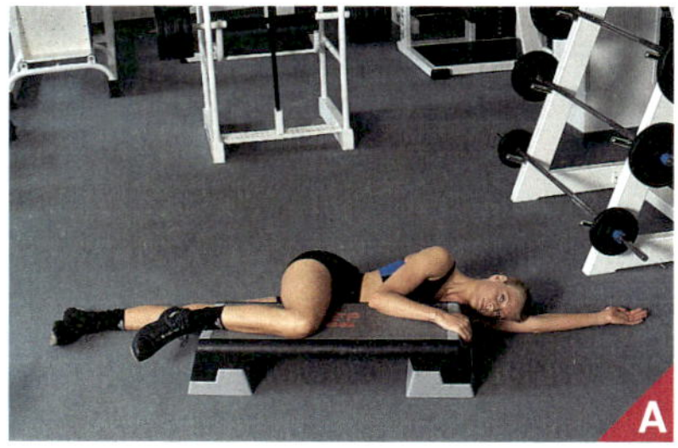

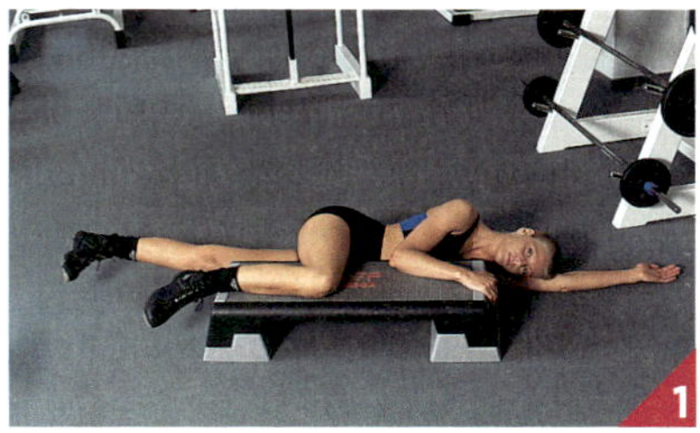

**AUSGANGSPOSITION** Loren liegt auf der Seite und legt das obere Bein angewinkelt auf die Plattform. Der obere Arm hält die Plattform fest.
**ÜBUNG** Loren hebt und senkt das auf dem Boden liegende gestreckte Bein. Beim Senken wird das Bein nicht auf dem Boden aufgesetzt.
**WIEDERHOLUNG** × 4–12x; Beinwechsel ×× 8–24x; Beinwechsel
**TIPP** Achten Sie darauf, dass die Hüften während der ganzen Übung genau übereinander liegen.

## 20. Abduktoren- und Adduktorenübung mit Ball

**AUSGANGSPOSITION** Maria liegt auf der Seite und stützt ihren Kopf auf; sie zieht die leicht gebeugten Knie etwas nach vorne. Es ist besonders wichtig, die korrekte Seitenlage während der gesamten Übung beizubehalten. Bei Ermüdung neigt man dazu, das Körpergewicht nach hinten zu verlagern – dabei trainiert man ineffektiv.
**STEP 1 – ABDUKTOREN** Maria legt den Ball auf den Oberschenkel und hebt das obere Bein an, die Knie bleiben parallel zueinander. Während des Hebens den Ball mit der Hand an der Oberschenkelaußenseite in Richtung Knie rollen. Wieder mit angespannter Gesäßmuskulatur das Bein nach unten führen und den Ball dabei zur Hüfte zurückrollen. Der Fuß bleibt stabil, aber locker.

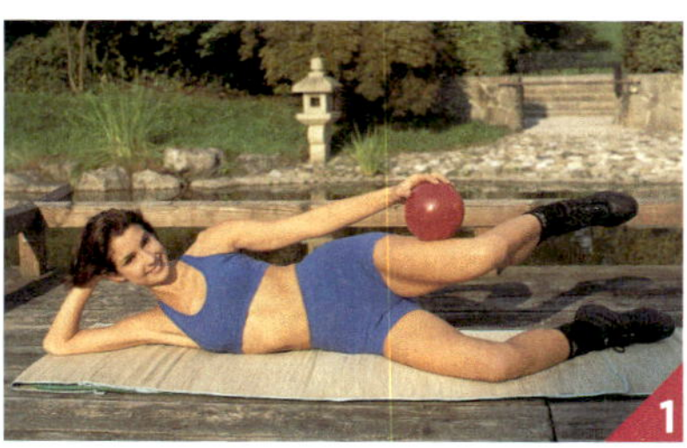

**STEP 2 – ADDUKTOREN** Maria legt das angewinkelte Knie im rechten Winkel vor sich auf den Ball. Das

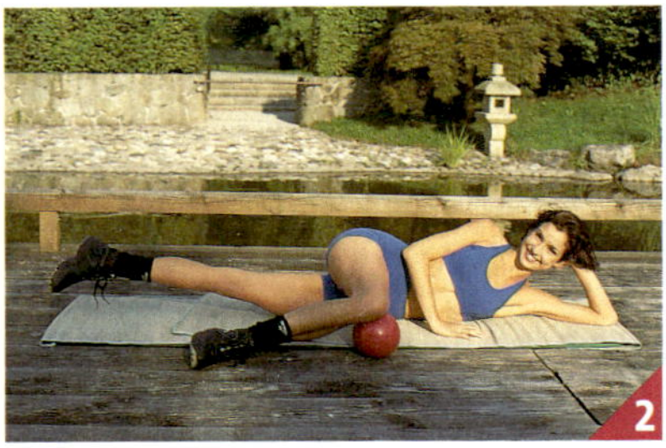

Becken bleibt gerade, d. h., die Hüftknochen liegen übereinander. Das untere Bein ist ausgestreckt, der Fuß leicht angewinkelt. Nun das untere Bein heben und senken, aber nicht auf dem Boden absetzen.
**WIEDERHOLUNG** × 4–12x; Beinwechsel ×× 8–24x; Beinwechsel

## 21. Dehnung der Adduktoren in Rückenlage

**AUSGANGSPOSITION** Debbie liegt auf dem flachen Rücken, der Po und die Beine sind gegen die Wand gelegt, die Arme liegen zur Seite.
**ÜBUNG** Sie grätscht die Beine so weit auseinander, bis sie ein Ziehen in den Adduktoren verspürt.

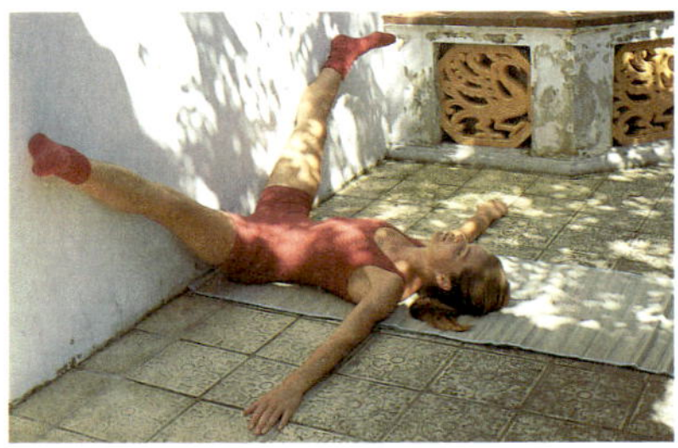

**VARIANTE 1** Sie können diese Übung auch ohne eine Stützwand durchführen, dabei sollten Sie aber die Beine leicht in Richtung Brust ziehen und beugen. Fassen Sie die Oberschenkel an der Innenseite mit den Händen.
**VARIANTE 2** Die gleiche Übung im Grätschsitz ausführen, dabei den Oberkörper gerade nach vorne lehnen. Nur für Fortgeschrittene! Haltephase 20 bis 30 Sekunden.
**TIPP** Führen Sie diese Übung sehr kontrolliert durch. Achten Sie dabei auf die richtige Atemtechnik, und versuchen Sie, sich wirklich zu entspannen.

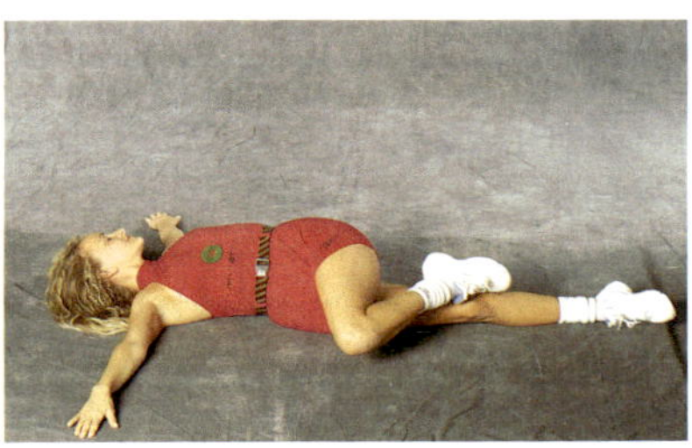

## 22. Dehnung der Abduktoren in Rückenlage

**AUSGANGSPOSITION** Daniela liegt auf dem Rücken, beide Beine sind ausgestreckt. Der Nacken bildet eine Verlängerung des Rückgrats, die Arme sind zur Seite ausgestreckt.

**Übung** Daniela zieht das linke Bein an und dreht es über den Körper hinüber zur rechten Seite. Beide Schulterblätter bleiben am Boden. Der gesamte Kopf- und Nackenbereich liegt gerade am Boden auf. Die Arme sind weit ausgestreckt, die Hände liegen mit den Innenflächen zum Boden. Die Position 20 bis 30 Sekunden halten; dann die Seite wechseln.

## 23. Brezendehnung – Abduktorendehnung im Sitzen

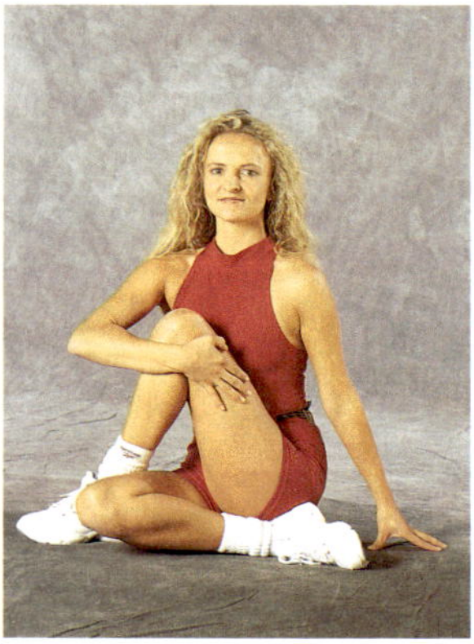

**Ausgangsposition** Daniela sitzt zuerst mit gestreckten Beinen. Dann kreuzt sie das linke Bein über das rechte und setzt es auf; das rechte Bein wird angewinkelt. Sie stützt den Oberkörper mit dem linken Arm auf.

**Übung** Daniela fasst das linke Bein mit der rechten Hand an der Oberschenkelaußenseite. Sie zieht es zur Brust hin, bis sie ein Ziehen in den Abduktoren verspürt. Zur Steigerung der Intensität dreht der Oberkörper leicht gegen das angewinkelte Knie, der Rücken bleibt angespannt und gerade. Die Position 20 bis 30 Sekunden halten; dann das Bein wechseln.

**Tipp** Sie können das auf dem Boden liegende Bein auch ausstrecken.

## 24. Halbmonddehnung – Abduktorendehnung im Stand

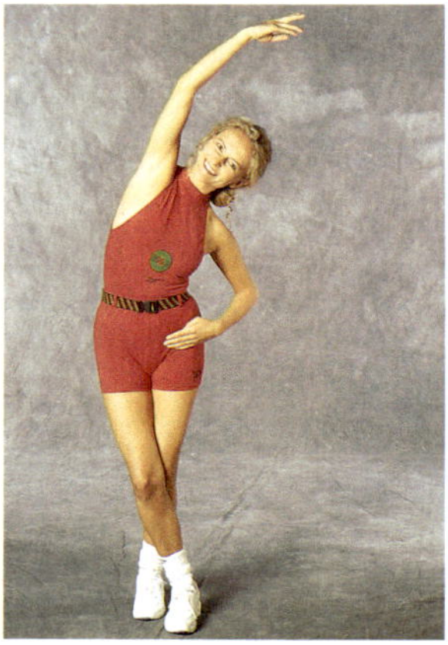

**Ausgangsposition** Daniela stellt das rechte Bein vor das linke, dabei sind ihre Knie leicht gebeugt. Die Körperhaltung ist neutral, die Gesäßmuskeln sind leicht angespannt.

**Übung** Der rechte Arm wird über den Kopf zur Seite gestreckt. Die linke Hand liegt auf der Hüfte. Dabei drückt Daniela die rechte Hüfte nach außen, um die Dehnungsintensität zu verstärken. Die Position 20 bis 30 Sekunden halten; dann das Bein wechseln.

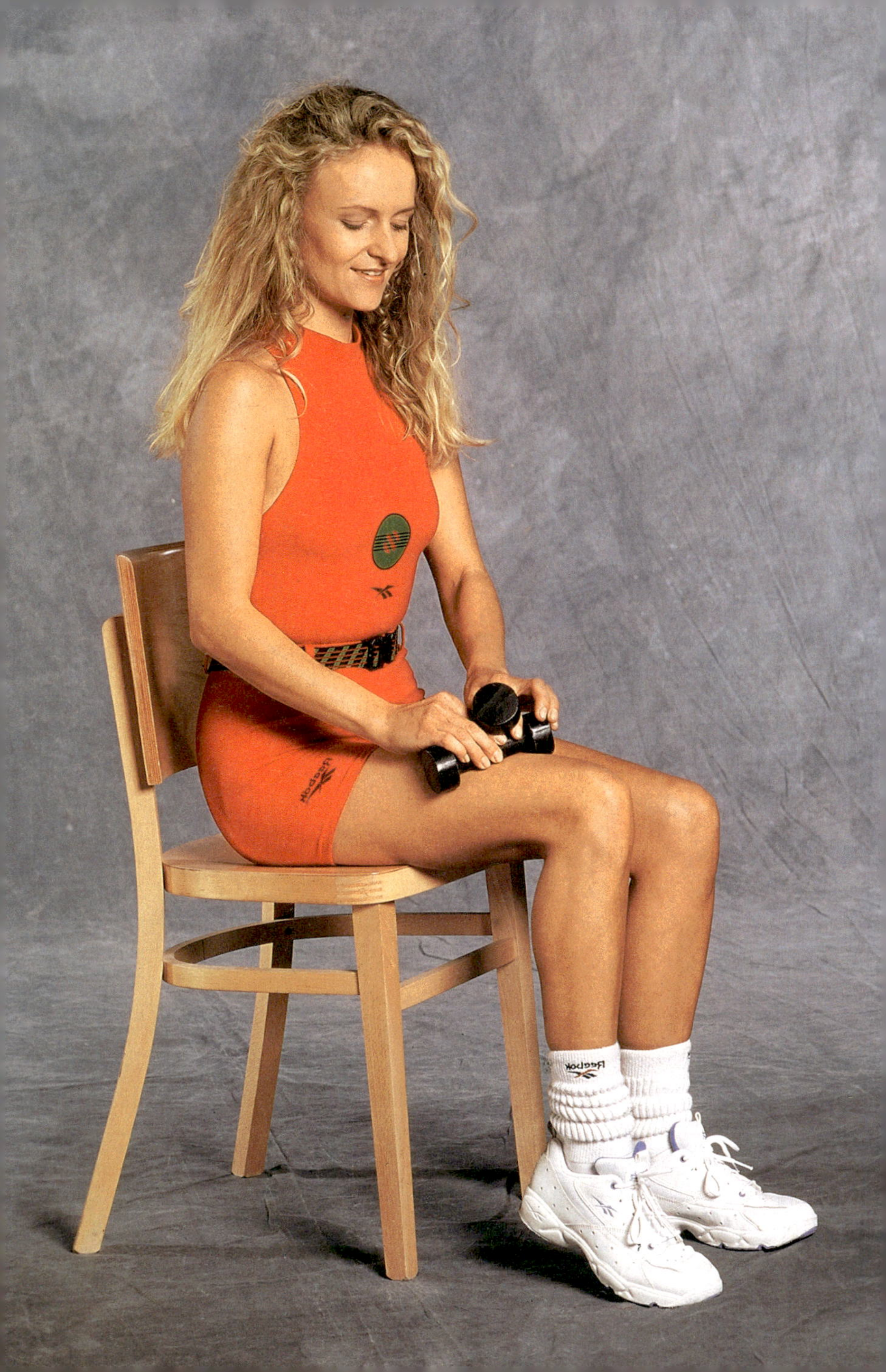

# Übungen für die Waden

*Sie haben sicher schon bemerkt, dass hohe Absätze Waden muskulöser erscheinen lassen. Daran sehen Sie deutlich, wie die Muskulatur des Unterschenkels trainiert werden kann, nämlich allein schon durch Heben und Senken der Ferse. Die modische Kleidung birgt aber auch einige Tücken: Hohe Absätze führen, wenn sie dauerhaft getragen werden, zu einer Verkürzung der Achillessehne, in der die Unterschenkelmuskulatur endet. Denken Sie deshalb daran, die Wadenmuskulatur besonders sorgfältig zu dehnen, wenn Sie gerne Schuhe mit hohen Absätzen tragen.*

**Wer Probleme mit schmerzenden Waden hat, sollte die Schuhe mehrmals täglich wechseln, auf unterschiedliche Absatzhöhen achten und die Füße so oft wie möglich hochlegen.**

## Form und Funktion verbessern

Sind Ihre Waden im Verhältnis zum Körper zu dünn oder zu üppig? Sind sie formlos und nur wenig definiert? Durch entsprechende Übungen mit gebeugten oder gestreckten Knien können Sie all diesen Ausprägungen wirksam zu Leibe rücken.

Die Muskulatur der Unterschenkel setzt sich aus drei verschiedenen Muskeln zusammen. Zwei große Muskeln liegen auf der Rückseite des Unterschenkels: der Zwillingswadenmuskel, der M. gastrocnemius, und der Schollenmuskel, der M. soleus. Der größere Schollenmuskel liegt unter dem Zwillingswadenmuskel und ist für den Wadenumfang verantwortlich. Der Zwillingswadenmuskel gibt der Wade ihre Form. Der dritte Muskel des Unterschenkels ist der M. tibialis anterior,

*Problemzone Wade: Hier können Sie mit einfachen Übungen gezielt kräftigen und formen.*

der vordere Schienbeinmuskel. Er gibt dem Unterschenkel eine ausgeglichene Statik. Der vordere Schienbeinmuskel wird bei sämtlichen nachfolgenden Wadenübungen mittrainiert. Alle drei Muskeln sind voneinander abhängig.

## Tipps zu den Übungen

**Die folgenden Übungen können Sie praktisch überall zwischendurch ausführen: an der Bushaltestelle, im Büro oder bei der Hausarbeit.**

- Der Verlauf der Muskeln bedingt es, dass Sie bei gebeugtem Knie stärker den Schollenmuskel trainieren. Arbeiten Sie gezielt am Aufbau dieses Muskels, wenn Sie der Meinung sind, dass Ihre Waden im Verhältnis zu Ihrem Körper zu dünn sind.
- Wenn Ihr Knie gestreckt ist, trainieren Sie stärker den Zwillingswadenmuskel. Wer seine Waden als zu üppig empfindet, sollte diesen Muskel bevorzugt trainieren. Sie verbessern damit schwerpunktmäßig die Form der Wade.
- Führen Sie alle Übungen kontrolliert und langsam aus. Überstürzen Sie nichts – nur so können Sie sicher gehen, dass Sie sich beim Training keine Sehnen- oder Muskelzerrung holen.
- Bemühen Sie sich, die Übungen über den gesamten Bewegungsradius des Fußgelenks auszuführen: Nur so erreichen Sie eine optimale Muskelkräftigung in diesem Bereich.
- Bei einem Training des Zwillingswadenmuskels sollte man unbedingt darauf achten, dass die Beine gestreckt sind, während man die Fersen hebt und senkt. Die Bewegungsrichtung des Körpers ist vertikal, gerade nach oben und wieder nach unten. Weichen Sie nicht nach vorn oder nach hinten aus.
- Wenden Sie die richtige Atemtechnik an: Atmen Sie während der Muskelkontraktion aus, und atmen Sie während der Entspannungsphase wieder ein.

## 1. Muskeltraining im Ausfallschritt – Zwillingswadenmuskel

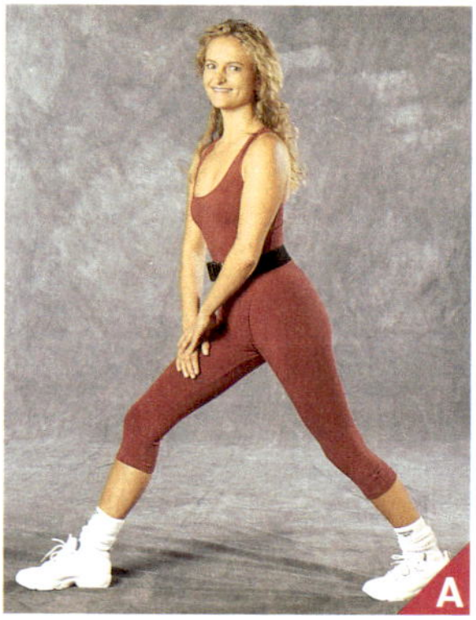

**Ausgangsposition** Daniela steht in Schrittstellung; das vordere Bein ist leicht gebeugt. Das Knie steht senkrecht direkt über oder hinter der Ferse. Das hintere Bein ist gestreckt, aber auf keinen Fall im Knie durchgedrückt. Beide Fersen stehen fest am Boden, Oberkörper und Rumpf sind aufrecht.

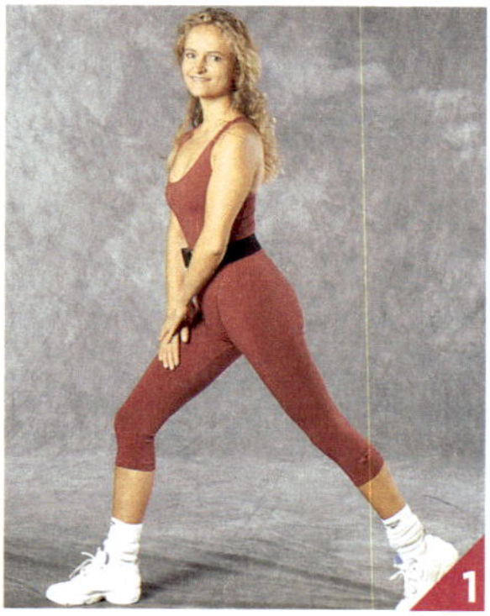

**Übung** Nun hebt und senkt Daniela nur die Ferse des hinteren Beins in einer langsamen und fließenden Bewegung.

**Tipp** Wenn Sie bemerken, dass Ihre Muskulatur früher ermüdet, legen Sie eine Pause ein. Viele Menschen haben einen recht hohen Muskeltonus in der Wade und neigen deshalb schnell zu Krämpfen. Wenn das bei Ihnen der Fall ist, sollten Sie besonders sorgfältig dehnen.

**Wiederholung** × 8–12x; Beinwechsel ×× 12–24x; Beinwechsel

## 2. Muskeltraining im Ausfallschritt – Schollenmuskel

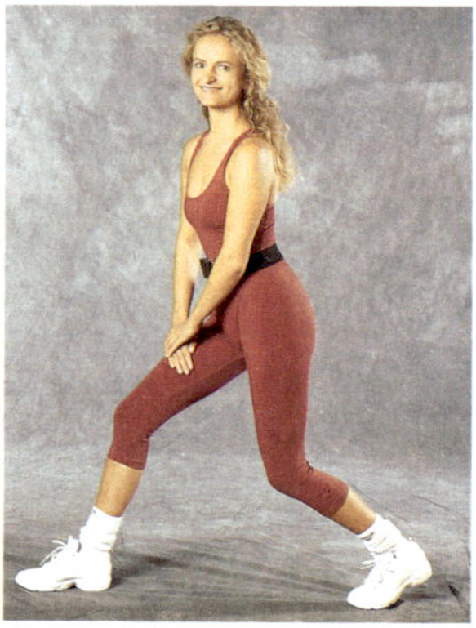

**Ausgangsposition** Daniela steht in Schrittstellung, das vordere Bein ist leicht gebeugt, das hintere Bein wird ebenfalls leicht gebeugt.

**Übung** Auch hier hebt und senkt Daniela langsam die Ferse des hinteren Beins.

**Wiederholung** × 8–12x; Beinwechsel

×× 12–24x; Beinwechsel

**Tipp** Versuchen Sie, die Spannung in Oberkörper und Rumpf beizubehalten.

## 3. Training im Stand mit kleinen Hanteln – Zwillingswadenmuskel

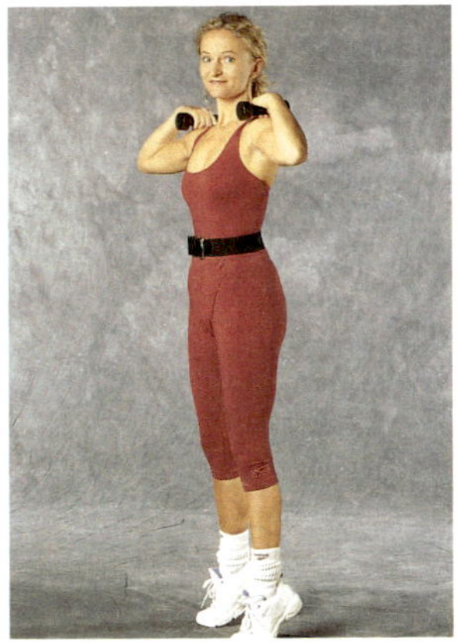

**Ausgangsposition** Danielas Beine sind hüftbreit geöffnet; die Arme sind angewinkelt und die Hanteln auf die Schultern gelegt, dabei zieht sie die Schultern nach unten.

**Übung** Mit gestreckten Beinen langsam die Fersen heben bis zum Ballenstand und ebenso langsam und kontrolliert die Fersen wieder senken.

**Wiederholung** × 4–8x ×× 8–16x

**Tipp** Achten Sie darauf, daß Sie die Körperspannung halten. Die Bewegung geht nach oben, nicht nach vorne. In dieser Position ist es oft schwierig, die Balance zu halten: Sie müssen sich deswegen Zeit nehmen und gut konzentrieren.

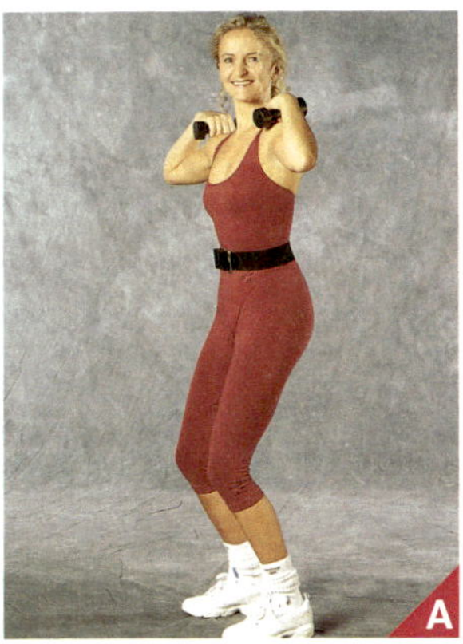

A

## 4. Training im Stand mit kleinen Hanteln – Schollenmuskel

**Ausgangsposition** Danielas Beine sind hüftbreit geöffnet; die Arme sind angewinkelt und die Hanteln auf die Schultern gelegt, dabei zieht sie die Schultern nach unten. Daniela hält die Bauchmuskulatur angespannt. Ihr Fuß hat vollen Kontakt mit dem Boden, und sie beugt die Knie ganz leicht.

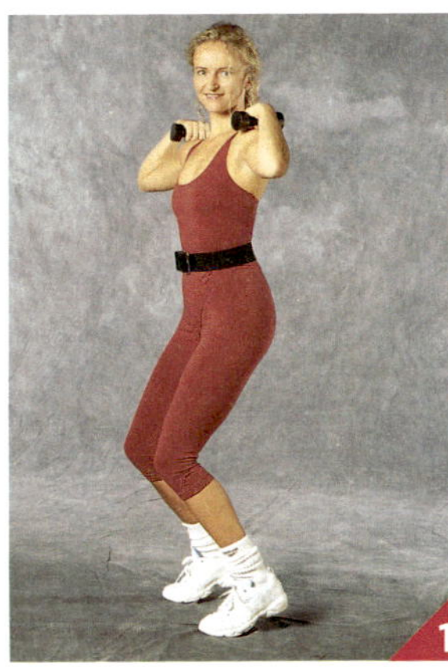

1

**Übung** Daniela bleibt in dieser Position unter Beibehaltung des aufrechten Oberkörpers. Sie hebt und senkt langsam die Ferse.

**TIPP** Es ist aus dieser Position oft schwer, die Balance zu halten; deswegen müssen Sie sich konzentrieren. Führen Sie diese Übung langsam und konzentriert durch. Hetzen Sie sich auf keinen Fall ab. Lieber weniger Wiederholungen, aber dafür richtig.
**WIEDERHOLUNG** × 4–8x ×× 8–16x

### 5. Training im Stand mit Besenstiel – beide Wadenmuskeln

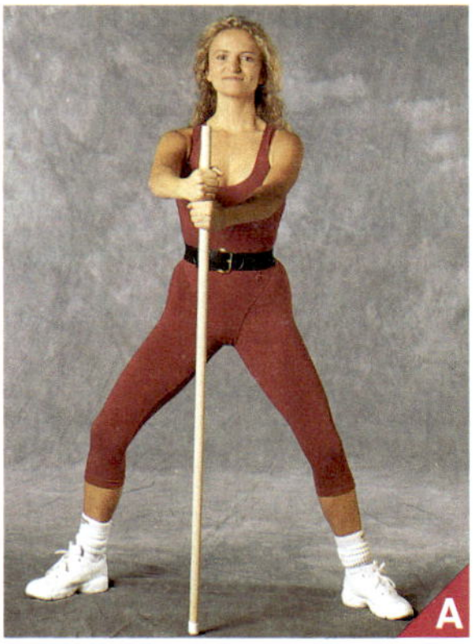
A

**AUSGANGSPOSITION** Daniela hat die Beine leicht geöffnet und die Knie gebeugt. Sie drückt die Schultern nach unten und befindet sich in der neutralen Körperposition. Daniela hält den Besenstiel als Balancehilfe vor dem Körper. Ihre Arme sind entspannt, die Hände umschließen locker den Besenstiel. Diese Übung ist eine zweigelenkige Übung, ihre Wirkung ist sehr effektiv.
**STEP 1** Die Fersen langsam heben.
**STEP 2** Die Beine strecken.
**STEP 3** Erneut die Beine beugen.
**STEP 4** Dann die Fersen langsam absetzen.

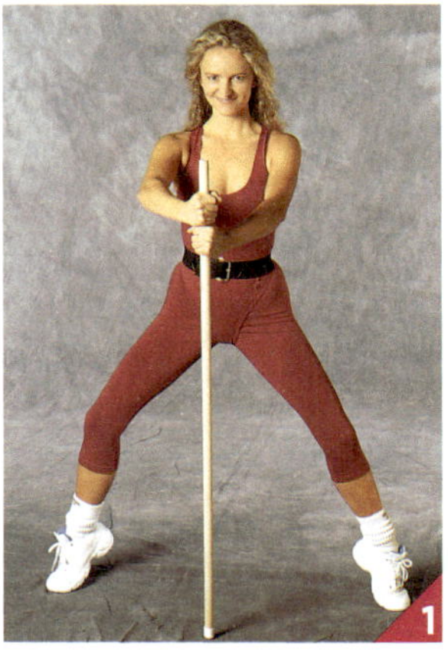
1

**WIEDERHOLUNG**
× 4–12x
×× 8–24x
**TIPP** Achten Sie bei dieser Übung unbedingt darauf, die neutrale Position und die Körperspannung beizubehalten. Öffnen Sie die Beine nicht zu weit, sonst haben Sie Schwierigkeiten, die Fersen hoch genug zu heben.

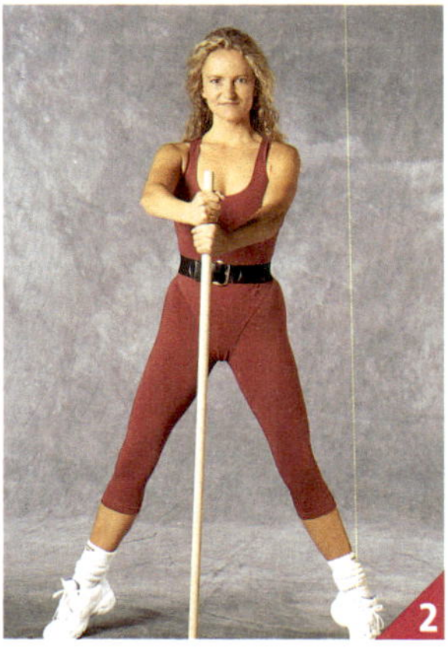
2

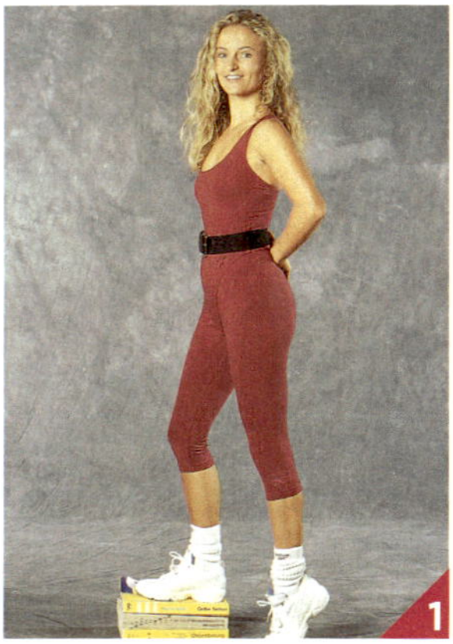


## 6. Training im Stand einbeinig – Zwillingswadenmuskel

**AUSGANGSPOSITION** Daniela stellt ein Bein auf drei übereinander gestapelte Telefonbücher. Das arbeitende Bein am Boden ist nicht im Knie durchgedrückt. Die Hände zusammenlegen und mit der Handrückenseite auf den unteren Rücken legen, dabei die Ellbogen leicht nach hinten ziehen.

**STEP 1** Nun hebt Daniela die Ferse des arbeitenden Beins an. Die Bewegung des Körpers geht gerade nach oben. Der Körper darf nicht nach vorne gebeugt werden. Das Standbein auf dem Telefonbuch bleibt in seiner Position.

**STEP 2** Daniela senkt die Ferse und hebt dann die Fußspitze leicht an. Dabei entsteht ein voller Bewegungsturnus für die Wadenmuskulatur.

**WIEDERHOLUNG** × 4–12x; Beinwechsel ×× 8–24x; Beinwechsel

**TIPP** Bei dieser Übung ist es wichtig, die neutrale Position beizubehalten – versuchen Sie, nicht ins Hohlkreuz zu fallen. Die Schultern sollten Sie entspannt nach unten drücken und keinesfalls nach oben ziehen.

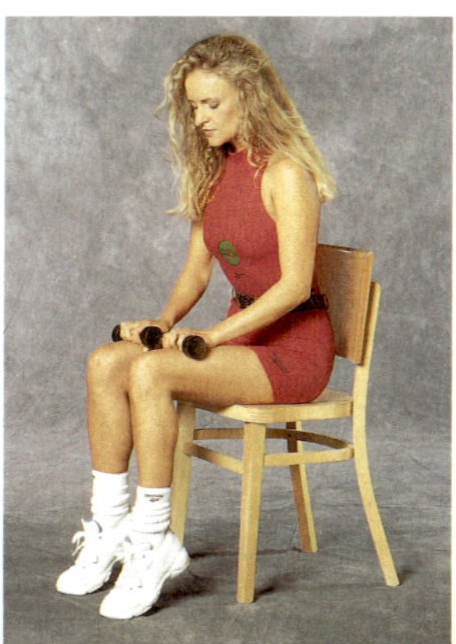

## 7. Training im Sitzen mit Hanteln – Schollenmuskel

**AUSGANGSPOSITION** Daniela sitzt mit geradem Rücken auf einem Stuhl. Sie drückt die beiden kleinen Gewichte auf ihre beiden Oberschenkel.

**ÜBUNG** Beide Fersen heben und senken unter Beibehaltung des Widerstands.

**WIEDERHOLUNG** × Mit einem Bein 4–12x; mit beiden Beinen 4–12x ×× Mit einem Bein 8–24x; mit beiden Beinen 8–24x

**VARIANTE** Ständiger Beinwechsel.

## 8. Training im Stand mit Besenstiel und Koffer – Zwillingswadenmuskel

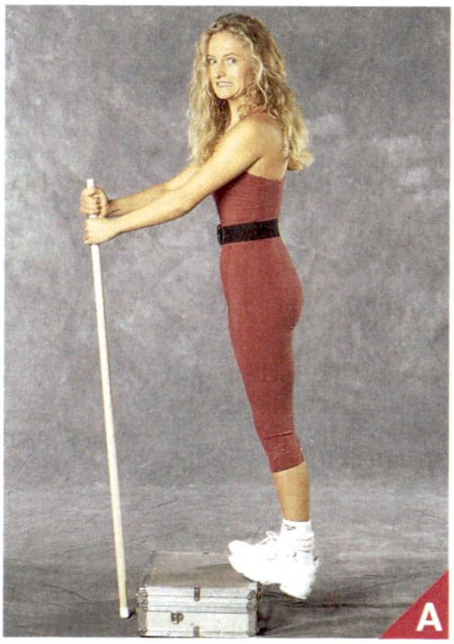


**Ausgangsposition** Daniela steht auf einem Koffer. Sie verwendet wieder den Besenstiel, um besser die Balance halten zu können. Nur ihre Fußballen stehen auf der Kofferkante, die Fersen ragen über den Koffer hinaus und zeigen leicht nach unten. Die Füße sollten bei dieser Übung so platziert sein, dass man sie auch tatsächlich heben und senken kann.

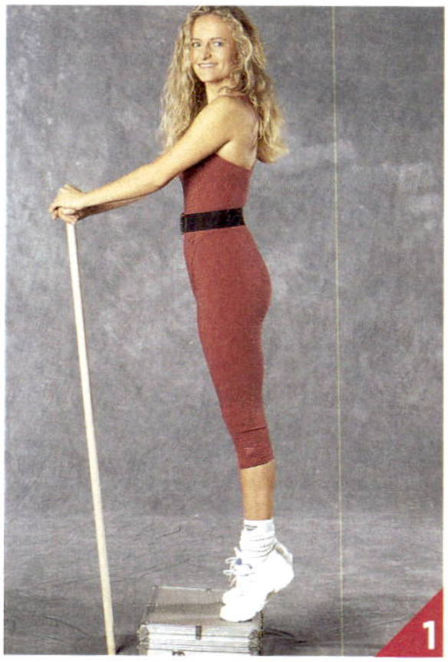


**Übung** Aus ihrer stabilen Position heraus richtet sich Daniela langsam auf den Fußballen auf. Sie hält die Position kurz und rollt dann wieder nach unten. Die Knie bleiben gestreckt, und die Bewegung erfolgt vertikal nach oben. Achten Sie darauf, nicht nach vorne auszuweichen. Der Rücken ist gerade und der Gesäßmuskel leicht angespannt.

**Wiederholung**

× 4–12x

×× 8–24x

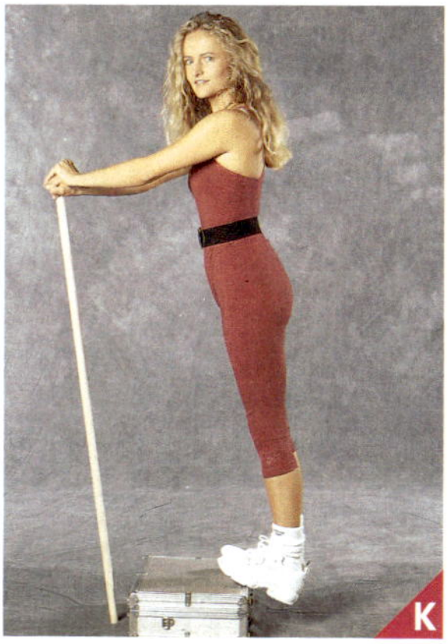


**Kombination** Diese Übungsposition können Sie auch zum Dehnen verwenden, indem Sie die Fersen nach unten senken, bis Sie ein Ziehen in der Wade verspüren. Halten Sie die Position 20 bis 30 Sekunden.

**Tipp** Behalten Sie die Balance und die neutrale Körperhaltung bei. Stellen Sie sich hoch genug auf die Ballen, damit genügend Spannung im Wadenmuskel entsteht. Wählen Sie vor allem ein stabiles Standobjekt.

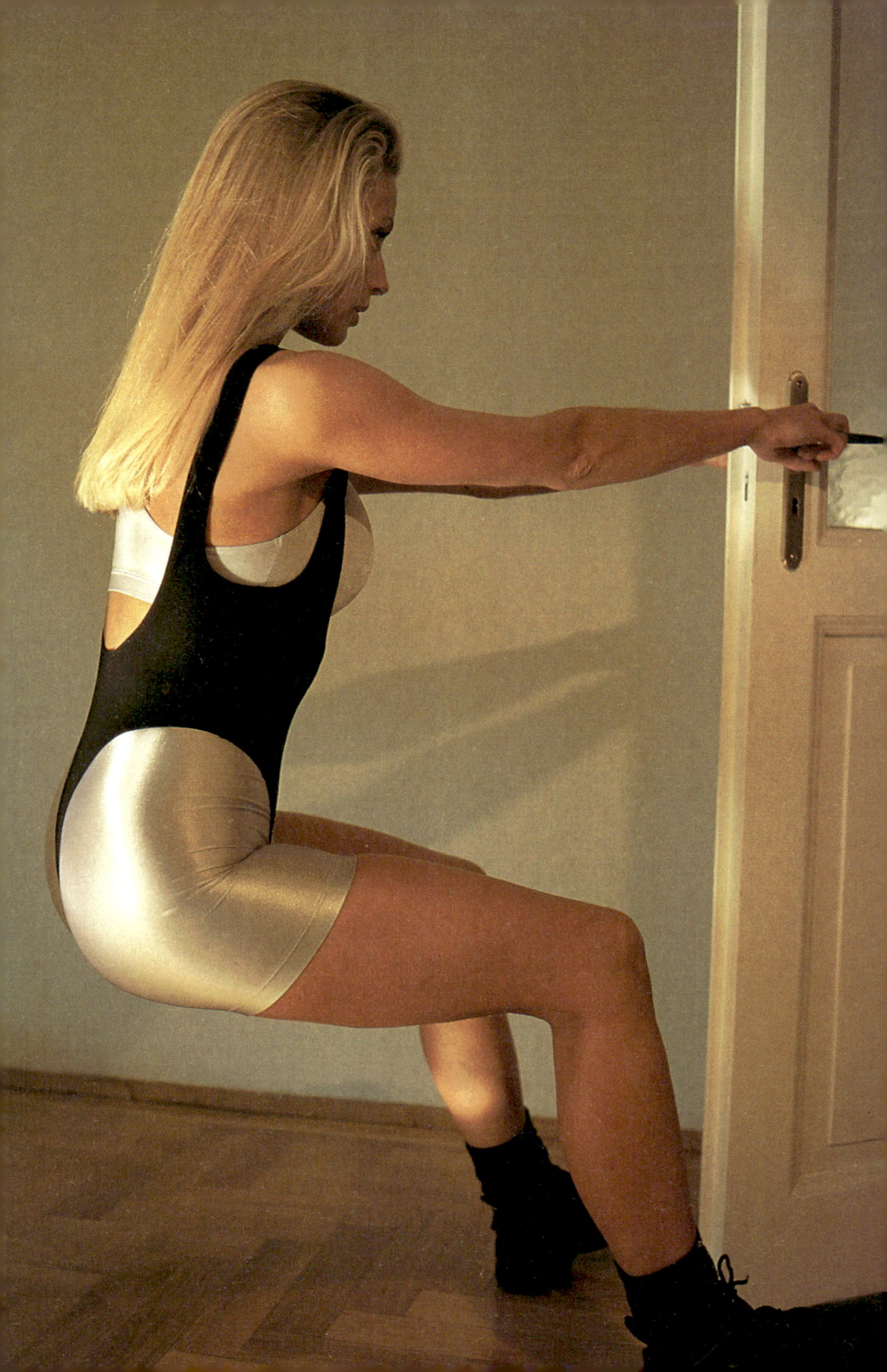

# Übungen für den Po

*Wer möchte ihn nicht rund und knackig haben? Doch davon einmal ganz abgesehen – ein trainierter Po hat nicht nur ästhetische Vorteile, sondern er ist auch für etliche Bewegungsabläufe von großer Wichtigkeit.*

## Das Gesäß kräftigen und formen

Das Gesäß wird durch den großen Gesäßmuskel geformt, den M. gluteus maximus. Er ist nicht nur eine Polsterung beim Sitzen, sondern auch der kräftigste Strecker des Hüftgelenks. Darüber hinaus ist er an der Adduktion und Abduktion des Beins beteiligt und kann das Bein im Hüftgelenk nach außen drehen.
Der große Gesäßmuskel beeinflusst in Zusammenarbeit mit dem geraden Bauchmuskel die Beckenstellung; diese setzt entscheidende Akzente beim Haltungsaufbau. Bei der Rotations- und Abduktionsarbeit wird der Gesäßmuskel von zwei kleineren Muskeln, dem M. gluteus medius und M. gluteus minimus, unterstützt.

**Eine besonders effektive Übung für den Po ist der Squat (deutsch: Kniebeuge). Er wirkt gleichzeitig auf die Streckermuskulatur im Kniegelenk, auf den Strecker der Hüfte und auf die Rumpfmuskulatur.**

### Tipps zu den Übungen

- Achten Sie bei den Übungen im Liegen oder in der Bankstellung darauf, dass Sie das arbeitende Bein nicht zu hoch führen: Eine solche Überstreckung der Wirbelsäule hätte negative Auswirkungen.
- Arbeiten Sie langsam und kontrolliert, führen Sie keine Bewegung mit Schwung aus. Weichen Sie nicht in den Rücken aus.
- Atmen Sie in der Anspannungsphase aus, in der Entspannungsphase ein.

*Der Dauerbrenner unter den Poübungen: Mit Kniebeugen wird das Gesäß wieder straff und knackig.*

## 1. Der Klassiker in Bauchlage

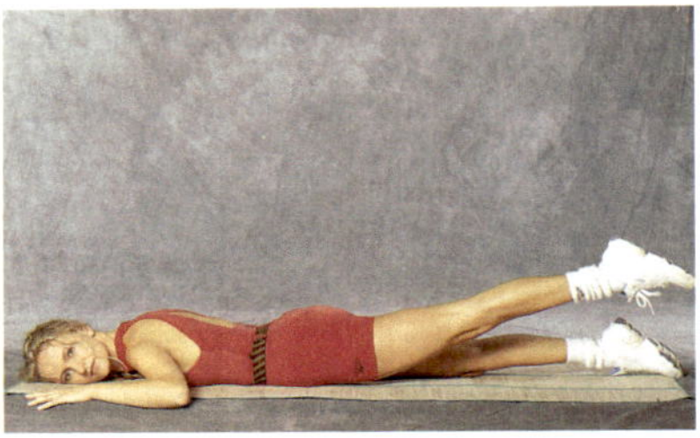

**AUSGANGSPOSITION** Daniela liegt mit völlig entspanntem Oberkörper auf dem Bauch, die Arme sind in Schulterhöhe seitlich angewinkelt. Ihre Beine sind lang ausgestreckt. Daniela hat ihren Kopf bequem zur Seite gelegt. Sie können aber auch den Kopf mit der Stirn auf den Boden auflegen – so bleibt Ihr Nacken gerade.
**ÜBUNG** Ein Bein gestreckt langsam anheben, bis man ein Ziehen im Gesäßmuskel verspürt. Langsam wieder senken, bis die Fußspitze leicht den Boden berührt. Dann das Bein sofort wieder anheben – so intensivieren Sie die Anspannung.
**VARIANTE** Sie können das Bein auch gebeugt und mit leicht angewinkeltem Fuß heben, dabei zeigt die Sohle zur Decke.
**WIEDERHOLUNG** × 8–32x; Seitenwechsel
×× 8–32x, Seitenwechsel; mit Ge-wicht 8–12x

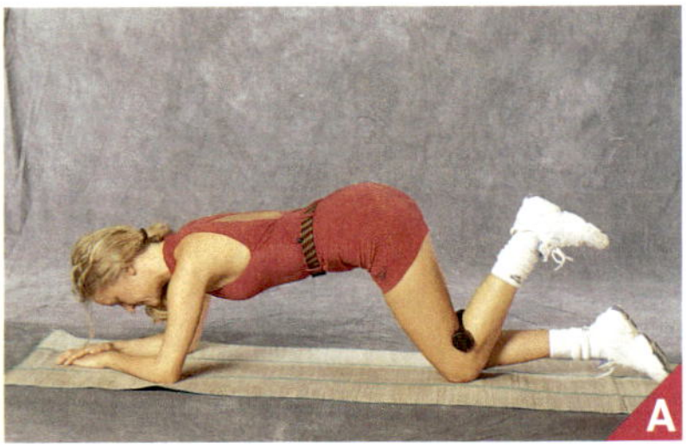

A

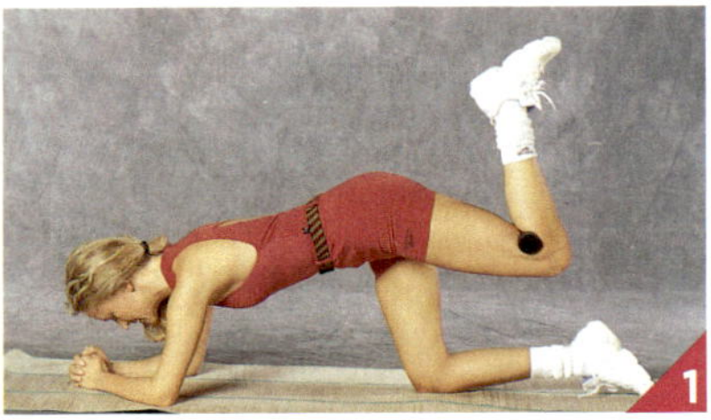

1

## 2. Bankstellung

**AUSGANGSPOSITION** Daniela nimmt die Bankstellung ein. Ihr Rücken ist gerade, der Kopf in einer Linie mit der Wirbelsäule. Eine kleine Hantel liegt in der Kniekehle.
**ÜBUNG** Daniela hebt den angewinkelten Oberschenkel langsam bis in Pohöhe an und senkt ihn wieder bis kurz vor dem Boden ab.
**WIEDERHOLUNG** × Je nach Gewicht 4–12x ×× Je nach Gewicht 8–24x
**TIPP** Das Knie nicht höher führen als im Bild gezeigt – Sie könnten sonst Ihre Rückenwirbel gefährden.

## 3. Poheben mit Besenstiel in Rückenlage

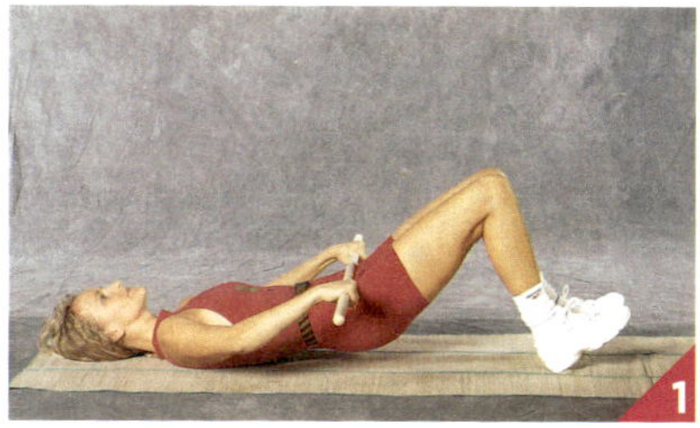


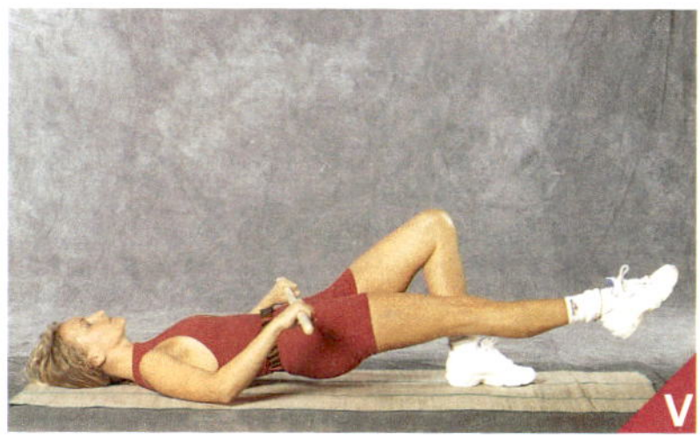


**Ausgangsposition** Daniela liegt flach auf dem Rücken, die Beine sind angewinkelt und auf den Fersen aufgesetzt. Sie drückt einen Besenstiel in die Hüftbeuge.

**Übung** Daniela hebt das Becken hoch, bis sie die Anspannung in der Gesäßmuskulatur spürt, und senkt es langsam wieder ab. Drei Viertel des Rückens bleiben am Boden.

**Variante** Ein Bein aufstellen, das andere Bein parallel zum Boden ausstrecken und exakt in dieser Höhe halten – es dient als Gewicht. Anschließend das Becken nach oben drücken und wieder senken. Führen Sie die Übung langsam und kontrolliert aus, und achten Sie dabei auf die richtige Atemtechnik.

**Wiederholung** × 4–12x ×× 8–24x

## 4. Bauchlage auf einer Schrägen

**Ausgangsposition** Loren liegt mit Bauch und Knien auf einer schrägen Plattform (Einstellung Stufe 3/1). Kopf und Arme liegen nicht auf. Die Fußspitzen berühren den Boden. Zur Steigerung der Übungsintensität hat sie Gewichtsmanschetten um ihre Fußgelenke gelegt.

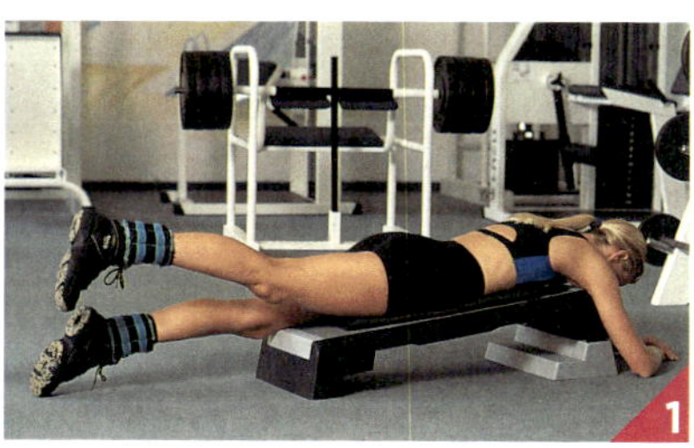


**Übung** Loren hebt ein Bein gestreckt an, ihr Rücken bleibt dabei gerade. Dann senkt sie es wieder, bis die Fußspitze den Boden berührt.

**Wiederholung** × Mit Manschetten 4–8x; ohne Manschetten 8–16

×× Mit Manschetten 8–12x; ohne Manschetten 12–32x

## 5. Tür-Squats

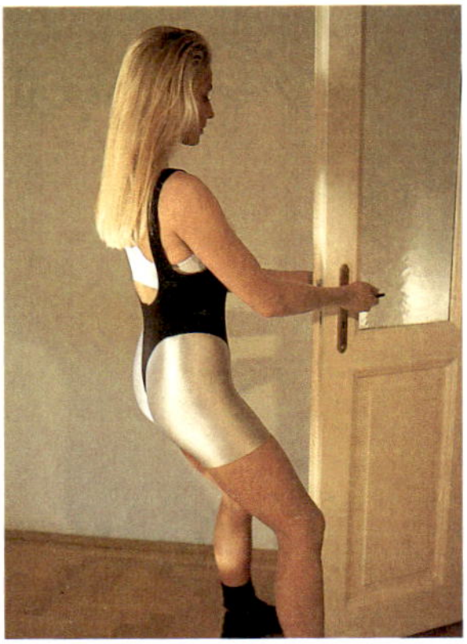

**Ausgangsposition** Loren hält sich an den Türgriffen fest. Ihre Füße stehen nahe an der Tür. Sie lehnt sich nach hinten, das Gewicht liegt direkt über den Fersen.

**Übung** Das Gesäß immer weiter nach hinten verlagern, wie wenn man sich auf einen Stuhl setzen wollte. Die nahezu gestreckten Arme halten den Oberkörper aufrecht.

**Wiederholung** 1. Statisch: ca. 1 Minute halten, 3x; 2. Dynamisch: langsam wieder aufrichten und erneut senken, 8–16x

**Info** Hier wird die Gesäßmuskulatur stärker trainiert als beim klassischen Squat, da man sich weiter nach hinten lehnen kann, ohne umzufallen (vgl. Übungen 5 und 6, Beine).

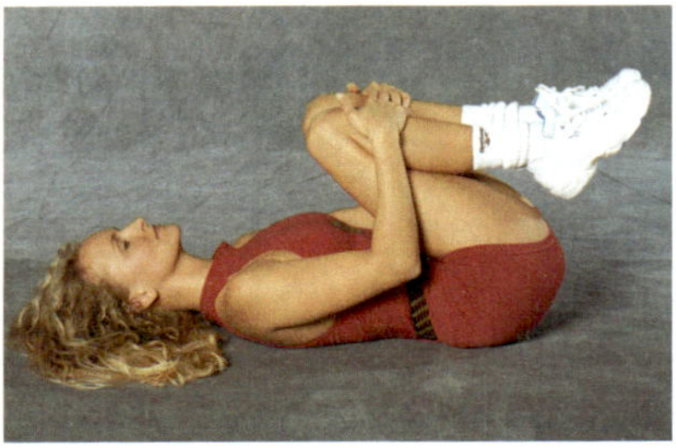

## 6. Dehnung in der Rückenlage

**Ausgangsposition** Daniela liegt flach auf dem Rücken und zieht beide Knie so nahe wie möglich an die Brust heran. Der untere Rücken liegt flach auf dem Boden auf. Ihre Hände fassen an die Schienbeine, die Füße sind entspannt.

**Übung** Beide Beine werden so weit an die Brust herangezogen, dass im Gesäßmuskel ein Ziehen zu spüren ist. Die Position mindestens 20 bis 30 Sekunden halten.

**Tipp** Um mehr Dehnung im Gesäß zu spüren, drücken Sie ganz bewusst den Rücken auf den Boden, während Sie beide Beine weiter zur Brust hin ziehen.

**Wichtig** Achten Sie darauf, dass sich das Becken und der untere Rücken beim Anziehen der Beine nicht vom Boden lösen. Schulter, Hals und Nacken sollten völlig entspannt sein.

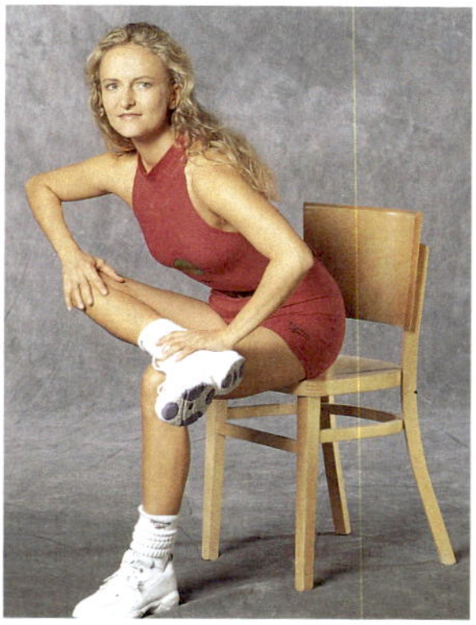

## 7. Dehnung im Sitzen

**AUSGANGSPOSITION** Daniela sitzt mit geradem Rücken auf einem Stuhl. Mit Hilfe der Hände legt sie ein Bein angewinkelt über das Knie des anderen.
**ÜBUNG** Daniela beugt den Oberkörper leicht vor, bis sie im Gesäß einen Dehnungszug verspürt. Wichtig ist hier, dass der Rücken angespannt und gerade bleibt. Achten Sie deshalb darauf, weder ins Hohlkreuz zu fallen noch einen Rundrücken zu machen. Die Position 20 bis 30 Sekunden halten; dann das Bein wechseln.
**TIPP** Bei Knieproblemen sollten Sie auf Übung 6 ausweichen. Sie können den Dehnungsgrad selbst bestimmen, indem Sie Ihren Oberkörper weiter nach vorne oder nach hinten lehnen.

## 8. Dehnung in Rückenlage an der Wand

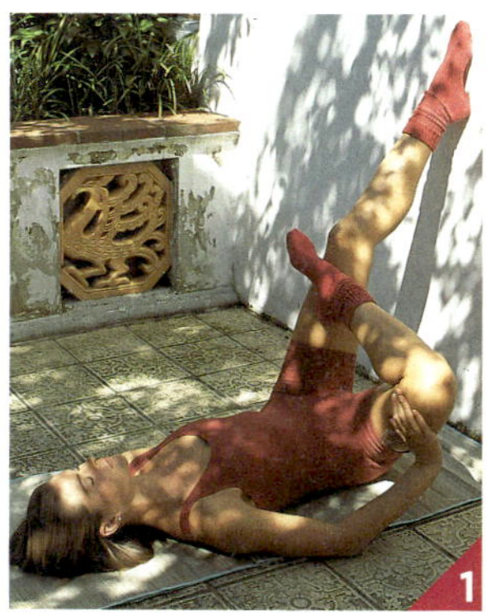
1

**AUSGANGSPOSITION** Debbie liegt mit entspanntem Oberkörper flach auf dem Rücken. Beide Füße sind mit leicht angewinkelten Beinen in Hüftbreite gegen die Wand gestellt.

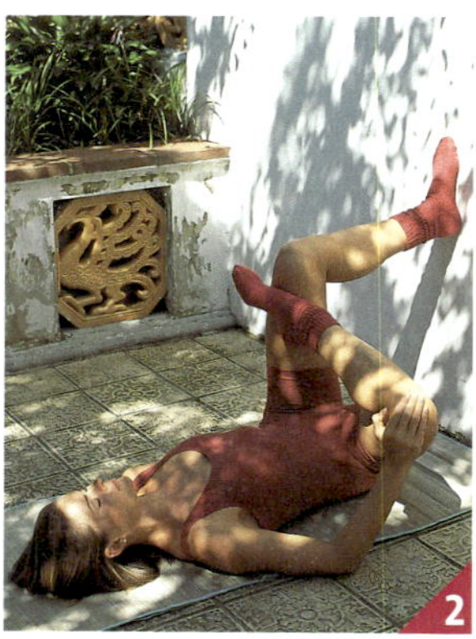
2

**ÜBUNG** Rechtes Bein über linkes kreuzen; linkes Bein auf 90 Grad beugen, um die Dehnung in der rechten Gesäßhälfte zu verstärken. Position 20 bis 30 Sekunden halten, Beinwechsel.
**TIPP** Sie können diese Übung auch ohne Wand durchführen. Entspannen Sie dabei den Unterschenkel des linken Beins, und ziehen Sie beide Beine in Richtung Brust.

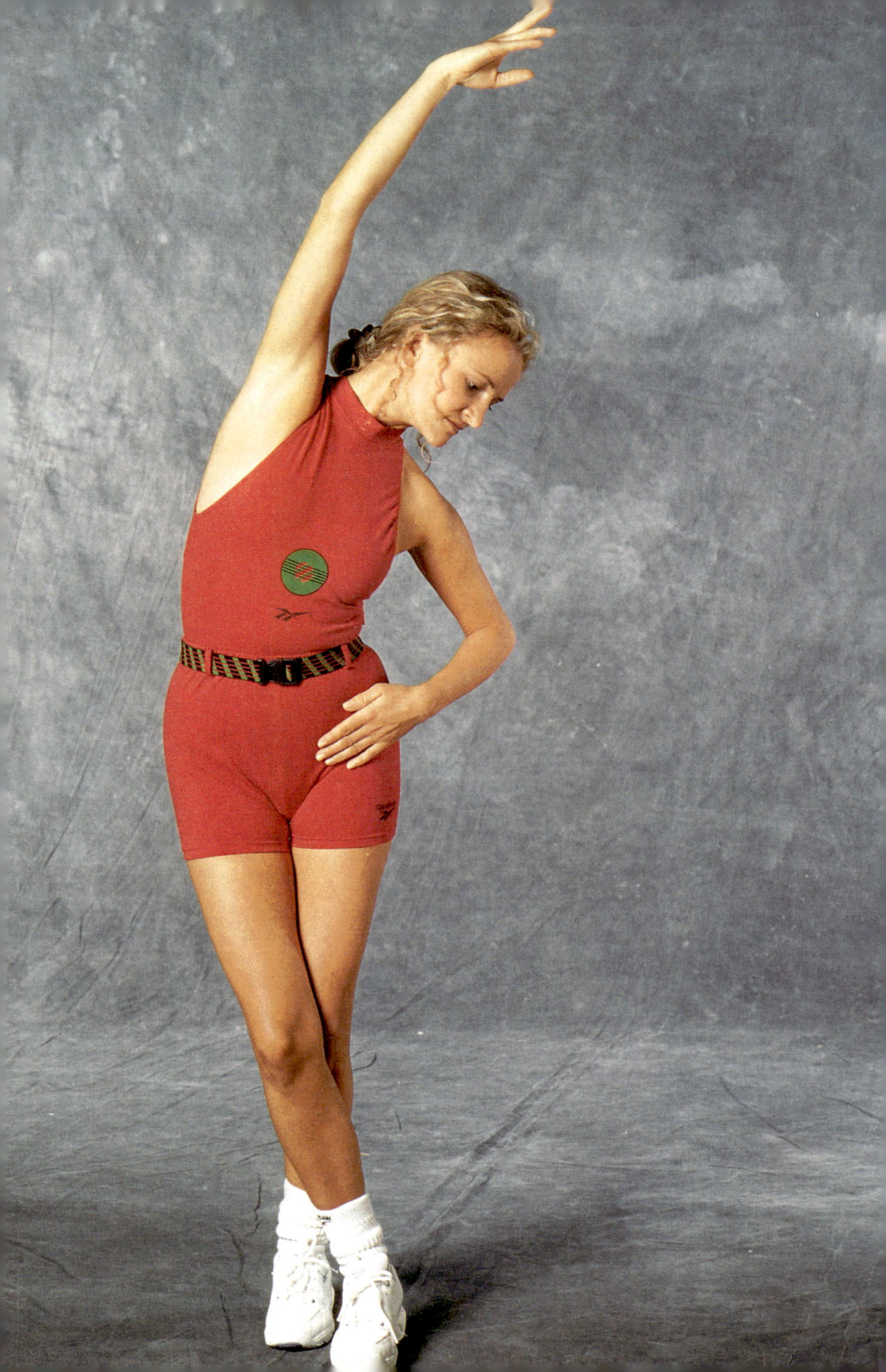

# Übungen für den Rücken

*Der aufrechte Gang stand am Anfang der Menschwerdung. Unser Rücken ist ein kleines Wunderwerk der Statik – doch leider ist er auch die Problemzone Nummer eins. Im Alltag werden Bauch- und Rückenmuskeln selten beansprucht; die Folge ist eine Abschwächung, die bei vielen Menschen Schmerzen im Rücken verursacht.*

**Ihr Rücken ist ein wichtiger Teil Ihres Körpers sowie Ihrer Persönlichkeit. Daran sollten Sie sich ab und zu liebevoll erinnern, auch wenn Sie Ihren Rücken nicht direkt sehen können.**

## Der obere Rücken

»Sitz aufrecht!« »Lass die Schultern nicht so hängen!« Wohl jede Mutter nörgelt an ihren Kindern herum und gibt gern solche Ratschläge. Und diese haben manchmal auch ihren berechtigten Grund. Der menschliche Körper hat, so wie ein Haus auch, eine eigene Statik: Die Stabilität des Körpers ist von den Rumpfmuskeln abhängig. Sie halten das Skelett in Ruhe und Bewegung aufrecht. Im oberen Rücken gibt es eine Vielzahl von Muskeln; der größte ist der breite Rückenmuskel, der M. latissimus dorsi. Wenn Sie zu jemandem sagen, er habe ein breites Kreuz, so hat diese Person einen stark ausgeprägten Latissimusmuskel.

Unser Nacken wird vom Trapezmuskel, dem M. trapezius, geformt. Dieser hat drei Anteile, einen absteigenden, einen aufsteigenden und einen quer verlaufenden. Unter dem Trapezmuskel liegt der M. rhomboideus. Er sorgt für das Zusammenziehen der Schulterblätter. Wenn Sie vornüber gebeugt sitzen oder stehen, ist dieser Muskel in einer gedehnten und verlängerten Posi-

*Das Kreuz mit dem Rücken kennen wir fast alle. Unser Programm bietet Übungen, die kräftigen, ausgleichen und entspannen.*

**Zunehmend mehr Menschen leiden unter Rückenschmerzen. Durch gezielte funktionelle Übungen können Sie Ihren Rücken vor Schmerzen, Verletzungen und Abnützung bewahren.**

tion, was zur Ermüdung des Muskels und zum Verlust des Muskeltonus führt. Sie verlieren die Fähigkeit, die Schulterblätter nach hinten zu ziehen. Das verschlechtert die Haltung entscheidend – der Rücken wird rund. Auch Verspannungen im M. rhomboideus sind heute keine Seltenheit. Ausgleichend hilft in solchen Fällen eine Kräftigung und Dehnung dieser Muskelgruppe. Denken Sie unbedingt daran, mehrmals täglich Lockerungsübungen durchzuführen.

Gönnen Sie sich in regelmäßigen Abständen eine kurze Pause, und stehen Sie auf, oder lehnen Sie sich im Stuhl zurück. Ziehen Sie die Schulterblätter zusammen. Das hilft garantiert. Rollen Sie die Schultern vorwärts und rückwärts, und neigen Sie den Kopf seitwärts – am besten einmal in der Stunde. Mit diesen Lockerungsübungen helfen Sie den Muskeln, in ihre neutrale Position zurückzufinden.

## Tipps zu den Übungen

- Führen Sie alle Übungen kontrolliert und langsam aus.
- Halten Sie den Kopf immer in Verlängerung des Rumpfes – so vermeiden Sie eine Überstreckung der Wirbelsäule im Nackenbereich.
- Ziehen Sie bei allen Übungen den Bauch zusammen: Die Bauch- und Rückenmuskeln arbeiten als Gegenspieler.
- Halten Sie die Schultern bei allen Übungen tief: einfach die Schulterblätter nach unten ziehen!
- Weichen Sie nicht mit dem Oberkörper aus, wenn eine aufrechte Sitzposition in der Übungsanweisung gefordert ist.
- Atmen Sie während der Muskelkontraktion aus, bei der Entspannung ein.

## Der untere Rücken

Für die Bewegungen des Rumpfes und insbesondere die Aufrichtung und Stützung der Wirbelsäule ist die gesamte Rückenmuskulatur, nicht nur die Muskulatur des Oberkörpers, von besonderer Bedeutung. Zwei Muskelstränge, einer tief liegend, einer oberflächig, verlaufen neben der Wirbelsäule vom Becken bis zum Hinterkopf. Diese bilden den M. erector spinae, den Rückenstrecker. Seine Muskelstränge kann man bei den meisten Menschen deutlich unter der Haut erkennen.

**Rückenübungen sind auch sehr gut für Kinder geeignet. Je früher man beginnt, seinen Rücken zu stärken, desto besser ist man im Alter vor Beschwerden im Kreuz geschützt.**

### Die Körperhaltung stabilisieren

Der Rücken ist ganz besonders auf die Unterstützung der Muskulatur angewiesen, denn die Wirbelsäule mit ihren Wirbelkörpern und den dazwischen liegenden Bandscheiben bleibt nicht von allein in ihrer Position. Dutzende von langen und kurzen Muskeln, Sehnen und Bändern geben der Wirbelsäule Stabilität. Wenn durch eine schlechte Haltung oder durch falsche Bewegungen einzelne Muskeln dauernd gedehnt, andere dagegen gar nicht beansprucht werden, so hat das zwei Auswirkungen: Im günstigeren Fall schmerzen nur die Muskeln; wir sprechen dann von Verspannungen. Im ungünstigeren Fall werden die Bandscheiben geschädigt, und dies ist meistens nur operativ zu beheben.

Wenn zwei benachbarte Wirbelkörper nicht mehr senkrecht übereinander stehen, sondern leicht gekippt sind – z. B., wenn Sie während des Sitzens die Ellbogen vor sich auf den Schreibtisch legen –, dann verteilt sich der Druck nicht mehr gleichmäßig auf die als Stoßdämpfer wirkenden Bandscheiben, sondern ein kleinerer Bandscheibenteil muss den gesamten Druck aushalten. Dies führt auf Dauer zu Schädigungen. Besonders im Bereich der Lendenwirbelsäule ist der Druck sehr hoch. Fehlbelastungen sind keine Seltenheit: Die meisten Menschen sitzen in der Regel falsch oder heben und tragen mit falscher Körperhaltung. Durch etwas Aufmerksamkeit und das folgende gezielte Rückentraining halten Sie sich den Rücken frei.

**Wenn Ihr Rücken schmerzt, erzählt er damit eine lange Geschichte von Missachtung und Misshandlung. Je eher Sie sich um Ausgleich bemühen, desto besser.**

Ein einseitig belasteter Rücken und eine verkrampfte Muskulatur bedürfen zunächst der Entspannung und Entkrampfung, um überhaupt wieder funktionstüchtig und anschließend gekräftigt zu werden. Eine permanent verkrampfte Muskulatur muss zunächst durch verschiedene Dehn- und Ruhepositionen vorbereitet werden. Danach wird sie gelockert und entspannt. Nehmen Sie sich auch für diese Übungen genügend Zeit!

## Tipps zu den Übungen

- Im Folgenden finden Sie ein Rückenstreckertraining. Da Sie diesen Muskelabschnitt aber nicht isoliert trainieren können, werden durch Übungsvarianten verschiedene Bewegungsschwerpunkte gesetzt.
- Diese Übungen sind zum Teil etwas ruhiger, aber auch recht anstrengend. Seien Sie aber bitte konsequent, und widmen Sie besonders den Klassikern viel Aufmerksamkeit.
- Ziehen Sie bitte bei allen Übungen den Bauch zusammen. Die Bauch- und Rückenmuskeln arbeiten als Gegenspieler.
- Im Gegensatz zu den anderen Übungen sollten Sie hier auf eine gleichmäßige Atmung achten. Bitte stimmen Sie Ihre Atmung nicht wie sonst auf Anspannung und Entspannung ab, da Sie sich sonst sehr leicht verkrampfen oder ein Hohlkreuz bilden.
- Verwenden Sie genügend Zeit für die Dehnungs- und Entspannungsübungen.

## 1. Statische und dynamische Kräftigung – Sitzposition mit Besenstiel

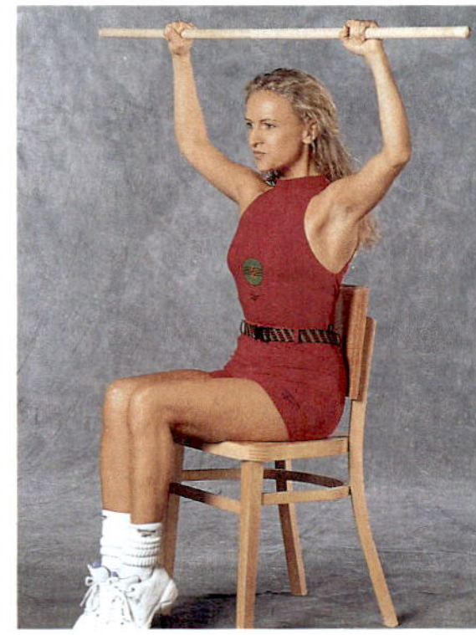

**AUSGANGSPOSITION** Daniela sitzt auf einem Stuhl, den Oberkörper mit geradem Rücken leicht nach vorne gelehnt. Sie hält den Besenstiel vor und über dem Kopf.

**ÜBUNG 1 – STATISCH** Halten Sie den Besenstiel mit festem Griff. Ziehen Sie dann die Arme auseinander, ohne die Hände zu bewegen. Halten Sie diese Spannung. Nun ziehen Sie die Arme nach innen und halten wiederum die Spannung. Halten Sie die beiden Positionen jeweils 10 bis 20 Sekunden.

**ÜBUNG 2 – DYNAMISCH** Ziehen Sie den Besenstiel zum Brustbein und gleichzeitig die Arme wie in Übung 1 nach außen, beim zweiten Durchgang nach innen. Dabei müssen Sie wieder die Spannung halten.

**WIEDERHOLUNG** ×× 8–12x ×× 8–16x

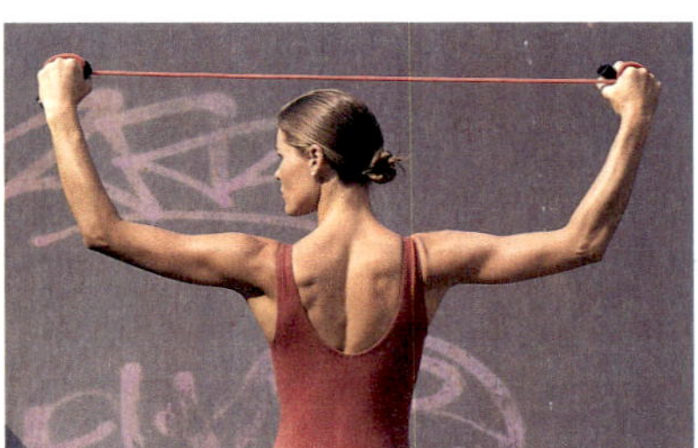

## 2. Lat-Ziehen mit Tubing im Stehen

**AUSGANGSPOSITION** Debbie steht mit schulterbreit geöffneten Beinen. Sie nimmt die neutrale Körperhaltung ein: Der Nacken ist gerade. Die Handgelenke bleiben in gerader Linie mit den Unterarmen.

**ÜBUNG** Halten Sie das Tubing gespannt über und vor dem Kopf. Ziehen Sie langsam das Tubing nach unten und auseinander in Richtung Nacken. Gehen Sie langsam zurück in die Ausgangsposition.

**WIEDERHOLUNG** × 4–12x ×× 8–24x

**INFO** Stabilisieren Sie Ihren Oberkörper – bei dieser Übung besteht die Gefahr, mit der Brust nach vorne auszuweichen.

**TIPP** Die Spannung im Tubing immer beibehalten. Diese Übung kann man auch im Sitzen ausführen (vgl. Übung 1).

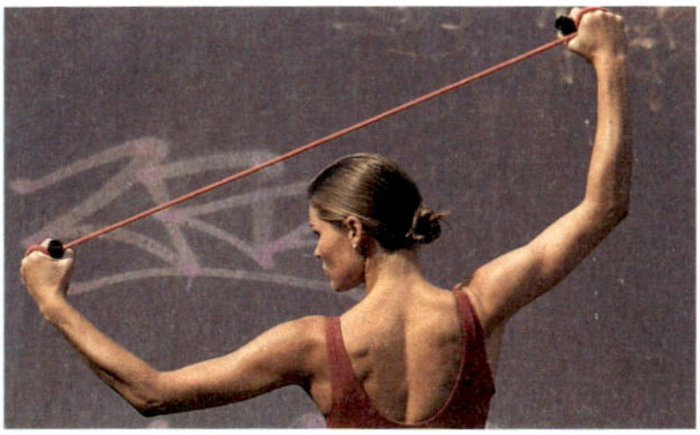

### 3. Einseitiges Lat-Ziehen mit Tubing im Stehen

**Ausgangsposition** Debbie steht mit schulterbreit geöffneten Beinen. Sie nimmt die neutrale Körperhaltung ein, die Handgelenke bleiben in gerader Linie mit den Unterarmen.

**Übung** Halten Sie das Tubing gespannt vor und über dem Kopf. Die Hand des oberen Arms bleibt nun aber fixiert, die andere Hand zieht das Tubing seitlich nach unten. Führen Sie die Bewegung langsam und fließend durch. Gehen Sie kontrolliert zurück in die Ausgangsposition.

**Wiederholung** × 4–12x; Seitenwechsel ×× 8–24x; Seitenwechsel

### 4. Lat-Ziehen mit Partner

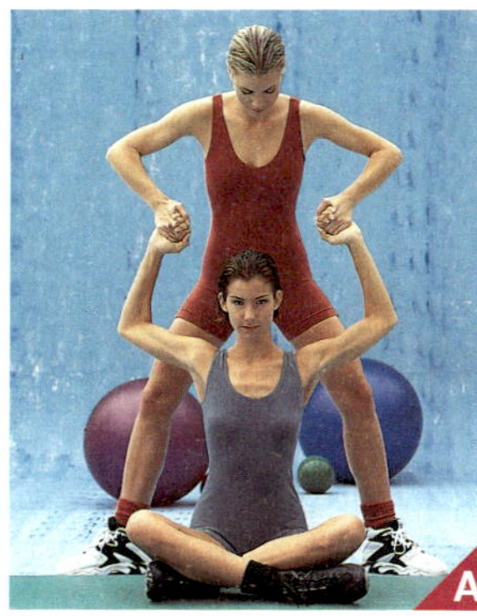


**Ausgangsposition** Amanda steht in neutraler Körperhaltung hinter der sitzenden Maria und fasst deren nach oben gestreckte Hände. Maria sitzt mit geradem Rücken im Schneidersitz. Sie senkt ihre Schultern nach unten.

**Übung** Maria zieht ihre Arme nach unten, während Amanda Widerstand leistet. Dabei muss Amandas Widerstand Marias Zugkraft angepasst sein: Maria sollte die Bewegung langsam und flüssig durchführen. Während sie die Arme nach unten zieht, atmet sie aus.

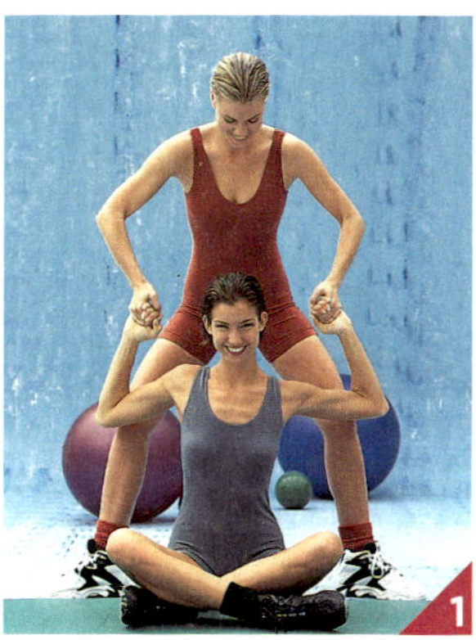


**Variante** Man kann diese Übung noch ausbauen, indem Amanda Marias gesenkte Arme nach oben zieht, während Maria nun Widerstand leistet.

**Wiederholung** × 8–12x ×× 8–16x

**Tipp** Bleiben Sie locker in den Knien.

## 5. Double Duty – horizontales Rudern mit Partner

**AUSGANGSPOSITION** Die Plattform ist schräg (Stufe 3/1) eingestellt. Amanda liegt mit dem Bauch auf der Plattform, die Unterarme liegen vor ihr am Boden.

**ÜBUNG** Während Amanda die Füße in Richtung Gesäß bringt, zieht Maria, die die Griffe des Tubing mit beiden Händen hält, die Ellbogen nach hinten. Dabei bleiben die Arme nahe am Körper.

**WIEDERHOLUNG** × 8–16x; Platzwechsel ×× 8–24x; Platzwechsel

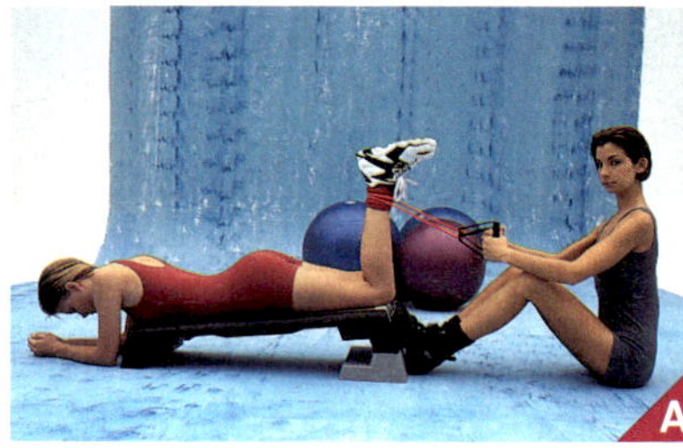


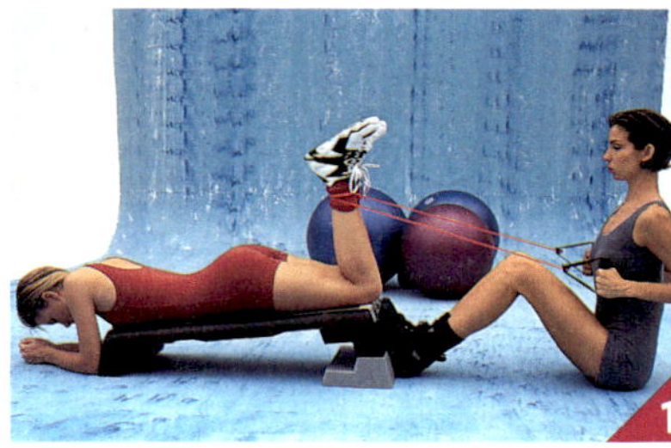


## 6. Double Duty – diagonales Rudern mit Partner

**AUSGANGSPOSITION** Maria kniet im Ausfallschritt, Amanda steht so weit entfernt, dass Spannung im Tubing ist. Amanda hält das Tubing in der Mitte nach oben.

**ÜBUNG** Während Amanda den Arm weiter nach oben führt, zieht Maria, die beide Griffe in ihren Händen hält, die Ellbogen in gerader Linienführung nach hinten.

**WIEDERHOLUNG** ×× 8–24x (diese Übung eignet sich nur für Geübte)

**INFO** Der Fixpunkt des Tubing ist bei dieser Übung oben.

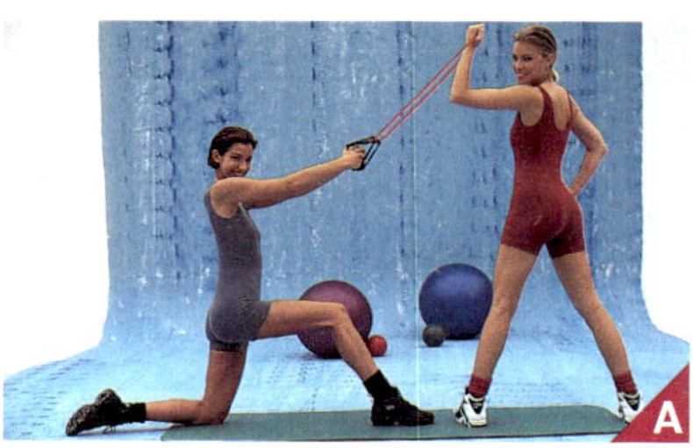


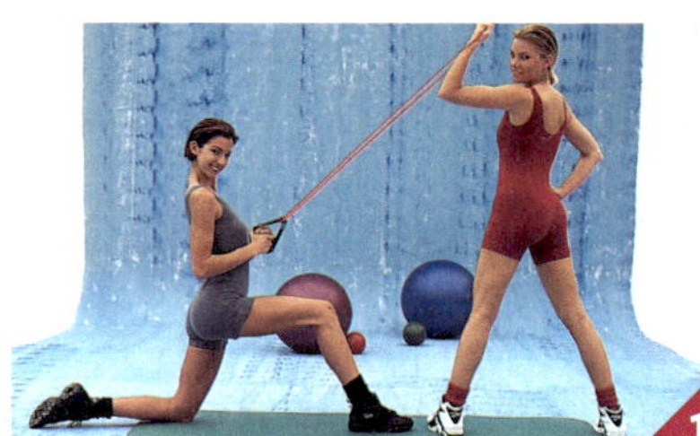

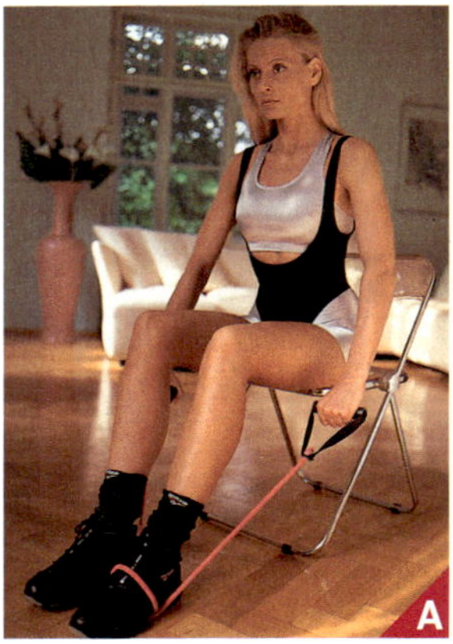

## 7. Diagonales Rudern mit Tubing im Sitzen

**AUSGANGSPOSITION** Loren sitzt mit geradem Rücken leicht nach vorne gebeugt. Das Tubing wird an einem Fuß fixiert. Die Hände halten die Griffe, die Handrücken zeigen nach oben.
**ÜBUNG** Die Ellbogen neben dem Körper nach hinten ziehen und dabei die Handrücken nach außen drehen. Achten Sie darauf, dass die Bewegung gerade nach hinten geht und dass die Handgelenke in der neutralen Position bleiben. Die Schultern senken und die Schulterblätter zusammenziehen.

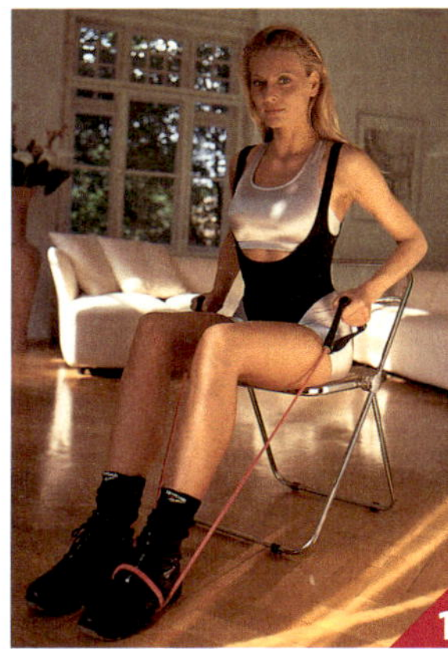

**WIEDERHOLUNG** × 8–16x ×× 8–24x
**TIPP** Der Fixpunkt des Tubing ist unten. Halten Sie den Oberkörper gerade, weichen Sie nicht mit der Brust nach vorne aus. Spannen Sie Ihre Bauchmuskeln an.

## 8. Einarmiges Rudern mit Hantel

**AUSGANGSPOSITION** Loren kniet mit einem Bein auf der geraden Plattform. Der Rücken ist gerade, der Kopf bildet die Verlängerung der Wirbelsäule. Das Knie des vorderen Beins befindet sich direkt über der Ferse.

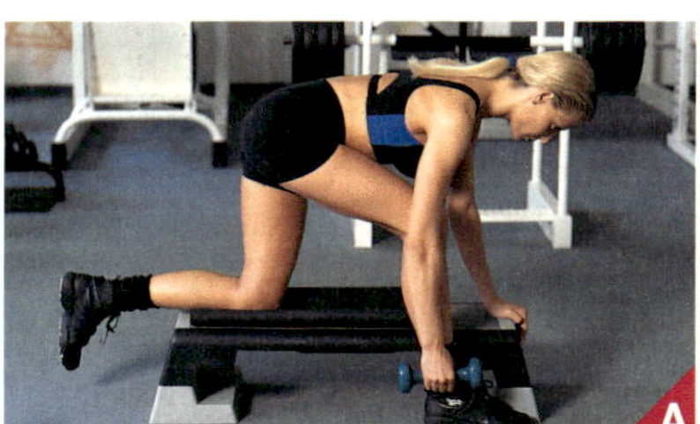

Zur Steigerung der Übungsintensität arbeitet Loren mit einer 3 Kilogramm schweren Hantel. Der Arm, mit dem die Bewegung ausgeführt wird, ist gestreckt. Mit dem anderen Arm stützt Loren sich auf der Plattform auf, um die Position zu stabilisieren.

**ÜBUNG** Loren beugt den Arm und zieht den Ellbogen gerade nach oben. Das Schulterblatt wird bei dieser Bewegung in Richtung Rückenmitte gezogen.

**WIEDERHOLUNG** × Je nach Gewicht 8–12x; Armwechsel ×× Je nach Gewicht 8–24x; Armwechsel

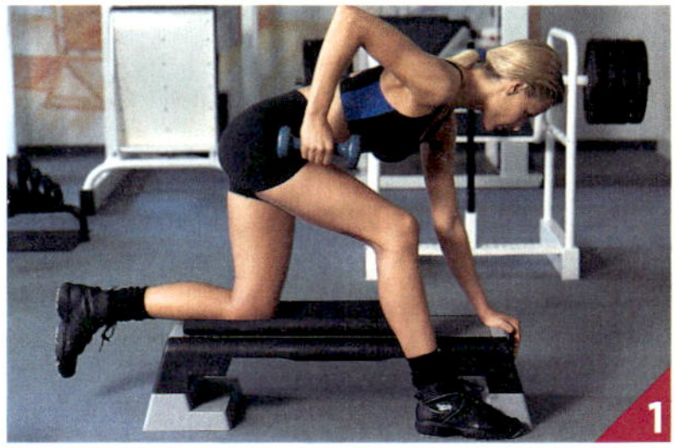


## 9. Prone Flies auf der Plattform in Bauchlage

**AUSGANGSPOSITION** Loren liegt mit dem Bauch auf der geraden Plattform, die Hände halten die Gewichte seitlich des Körpers. Die Arme sind leicht gebeugt, die Handgelenksposition ist neutral. Der Kopf liegt nicht auf der Plattform auf, bleibt aber in einer geraden Linie mit der Wirbelsäule. Die Bauch- und Pomuskeln anspannen.

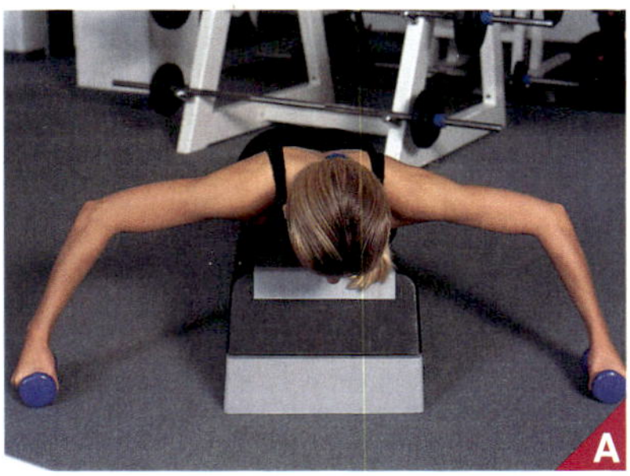


**ÜBUNG** Loren hebt beide Arme gleichzeitig und zieht dabei die Ellbogen leicht nach hinten und die Schulterblätter zusammen – das trainiert intensiver den Rücken. Die Schultern werden stärker angesprochen, wenn Sie die Arme beim Anheben der Hanteln mehr nach vorne ziehen. Die Gewichte langsam wieder senken, aber nicht auf dem Boden ablegen – dadurch bleibt die Spannung im Rücken erhalten.

**VARIANTEN** Sie können die Übung auch einarmig ausführen. Dabei wechseln Sie von einem Arm auf den anderen. Oder Sie wechseln nach 8 Wiederholungen den Arm.

**WIEDERHOLUNG** × 4–12x ×× 8–16x

**TIPP** Sie können diese Übung auch ohne Gewichte ausführen.

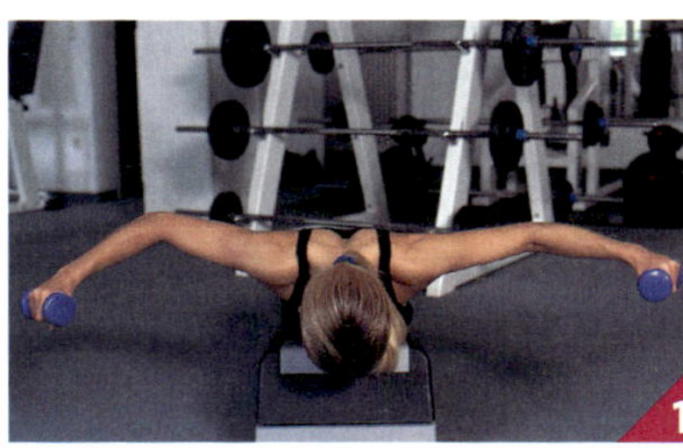

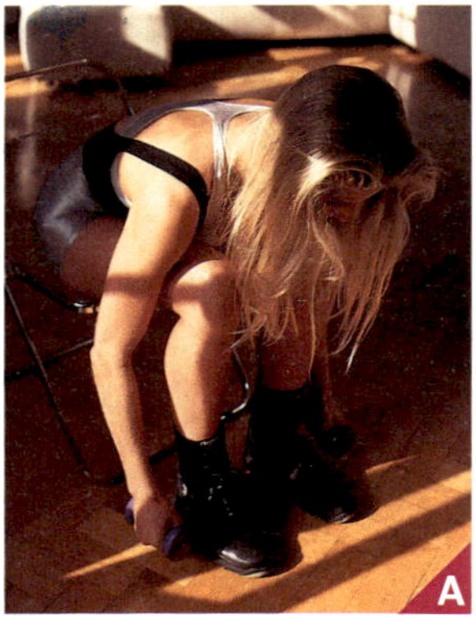

A

## 10. Prone Flies mit Gewichten im Sitzen

**AUSGANGSPOSITION** Loren sitzt auf einem Stuhl und lehnt den Oberkörper nach vorne. Die Hände halten die Hanteln neben den Fußgelenken. Der Rücken sollte bei dieser Übung – ausnahmsweise – leicht gerundet sein, da sonst der untere Rücken zu sehr belastet wird.
**ÜBUNG** Loren hebt beide Arme gleichzeitig, die Ellbogen führen die Bewegung. Wie in Übung 9 werden die Schulterblätter zusammengezogen. Langsam und kontrolliert in die Ausgangsposition zurückgehen.
**VARIANTEN** Sie können die Übung auch einarmig im Wechsel ausführen, oder Sie wechseln nach 8 Wiederholungen den Arm.
**WIEDERHOLUNG** × Je nach Gewicht 8–12x ×× Je nach Gewicht 8–24x

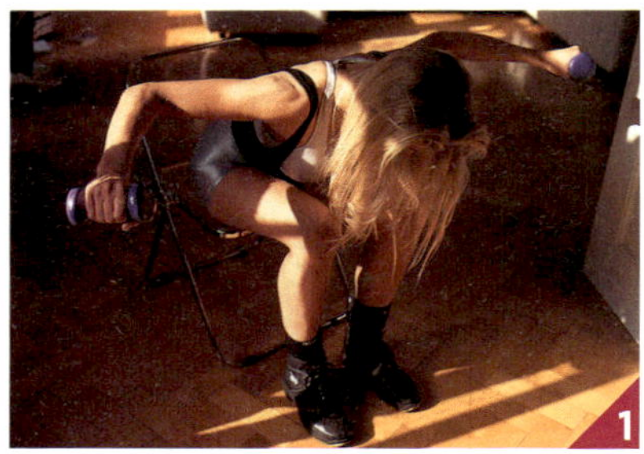

1

## 11. Pfeil und Bogen mit Rubberbands

**AUSGANGSPOSITION** Amanda steht im Ausfallschritt, die Fußspitzen zeigen nach vorne. Das Band wird wie ein Bogen gehalten; die Ellbogen befinden sich in Schulterhöhe, beide Handrücken zeigen nach oben.

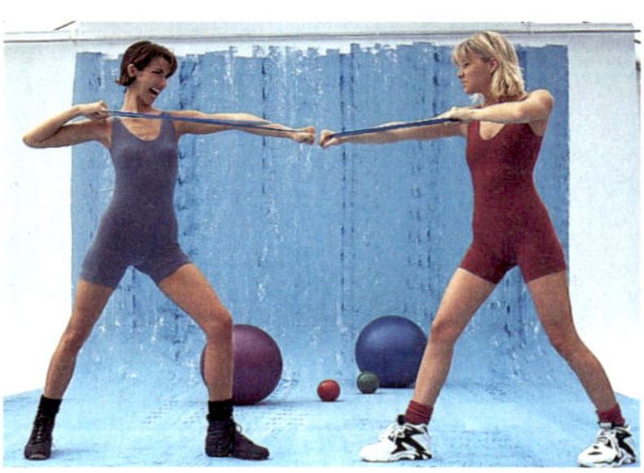

**ÜBUNG** Maria zieht den angewinkelten Arm nach hinten, so, als würde sie einen Bogen spannen. Das Schulterblatt vollzieht die Bewegung mit. Der Ellbogen führt die Bewegung. Langsam in die Ausgangsposition zurückgehen.
**WIEDERHOLUNG** × 8–12x; Armwechsel ×× 8–24x; Armwechsel

## 12. Upright Row – aufrechtes Rudern mit Tubing

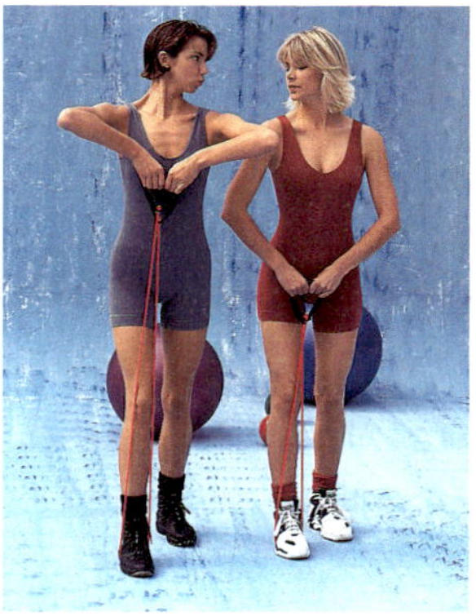

**AUSGANGSPOSITION** Amanda steht im leichten Ausfallschritt; sie hat die Tubingmitte unter einem Fuß fixiert. Beide Griffe werden zusammengelegt und mit den Händen gefasst.
**ÜBUNG** Maria zeigt die Ausführung: Sie zieht die Tubinggriffe nach oben, dabei drückt sie die Schultern nach unten und die Ellbogen nach außen. Hierbei sollte man spüren, wie sich die Schulterblätter zusammenziehen.
**WIEDERHOLUNG** × 8–12x ×× 8–24x
**TIPP** Unbedingt die neutrale Position beibehalten: Bei dieser Übung tendieren viele dazu, mit dem Oberkörper nach hinten zu fallen.

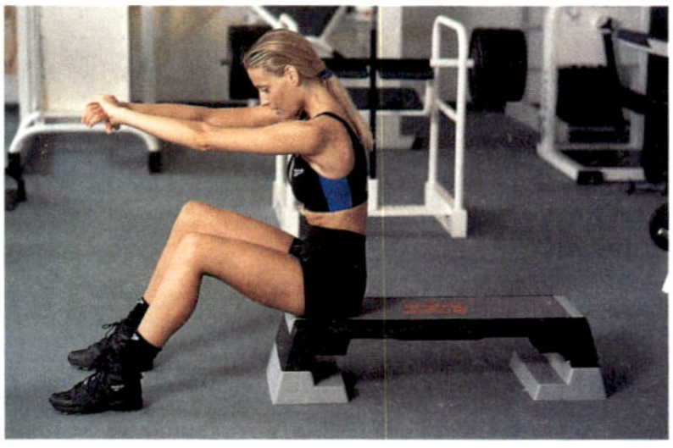

## 13. Bierfassdehnung im Sitzen

**AUSGANGSPOSITION** Loren sitzt auf der geraden Plattform. Eine Hand fasst die andere am Handrücken. Sie bringt ihre Arme nach vorne, als würde sie ein Bierfass halten.
**ÜBUNG** Die Schultern nach vorne ziehen und die Schulterblätter dabei nach außen öffnen. Den Kopf leicht senken, die Brust etwas nach innen ziehen. Ein Ziehen im Nacken und im oberen Rücken sollte spürbar sein. Die Position 20 bis 30 Sekunden halten.
**INFO** Die Muskulatur des menschlichen Körpers neigt zu Dysbalancen. Darunter versteht man, dass eine Muskelgruppe überproportional kräftig und/oder in der Länge verkürzt ist (hier: die Rückenmuskulatur). Personen mit Dysbalancen führen ihre Bewegungen ineffektiv aus und sind verletzungsanfälliger. Grundsätzlich sollten alle Muskeln und Muskelgruppen des Körpers kräftig und flexibel sein; deshalb muss ein Trainingsplan aus Kräftigungs- und Dehnungsübungen aufgebaut sein.

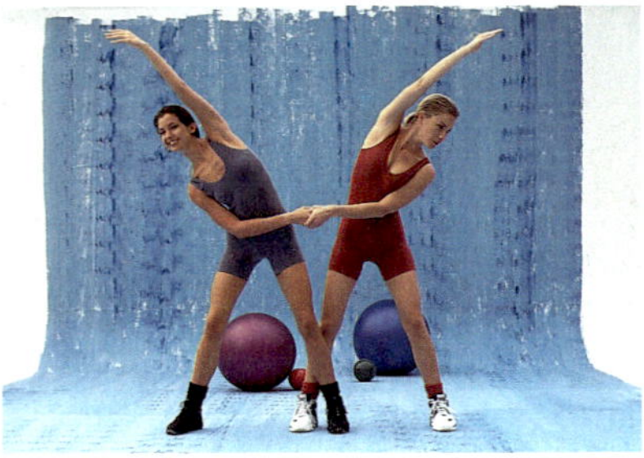

## 14. Latissimus- und Obliquus-dehnung – Partnerübung

**Ausgangsposition** Amanda und Maria stehen Fuß an Fuß mit leicht gebeugten und schulterbreit geöffneten Beinen.

**Übung** Die Außenhände werden vor dem Körper in Taillenhöhe gefasst. Die Innenarme gehen über den Kopf nach außen und ziehen den Oberkörper zur Seite. Dabei lehnen sich die Partner voneinander weg. Die Position 20 bis 30 Sekunden halten, dann die Seite wechseln.

**Info** Sie sollten bei dieser Übung ein Ziehen im oberen Rücken spüren; manche merken auch eine Dehnung bis in die Hüfte hinein. Nehmen Sie den Kopf bei der Seitwärtsbewegung mit – er sollte immer in einer Linie mit der Wirbelsäule sein.

## 15. Halbmonddehnung im Stehen

**Ausgangsposition** Daniela stellt das rechte Bein vor das linke, dabei sind die Knie leicht gebeugt. Die linke Hand ist auf die Hüfte aufgestützt und stabilisiert die Position; der rechte Arm wird über den Kopf zur Seite gestreckt.

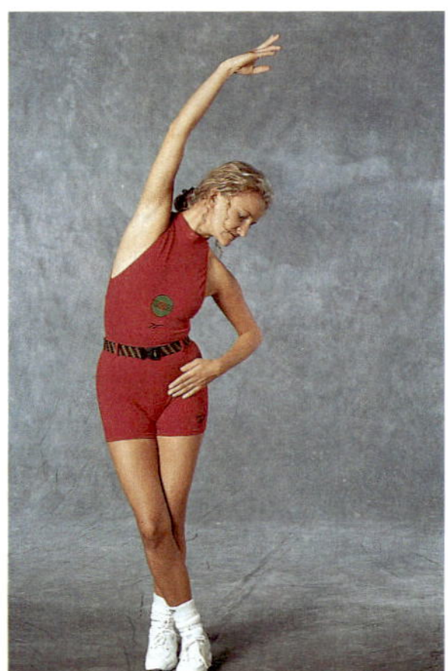

**Übung** Daniela verstärkt den Zug des Arms zur Seite; dabei behält sie aber die Körperposition bei. Die Position 20 bis 30 Sekunden halten; dann die Seite wechseln.

**Info** Fast jeder Mensch hat seine »Schokoladenseite«, d. h., eine Körperseite ist leichter zu trainieren als die andere. Dies ist meistens auch bei den Dehnungsübungen der Fall, also: Denken Sie daran, den Muskeln der verschiedenen Körperhälften gleichmäßig viel Aufmerksamkeit und bei Bedarf der weniger flexiblen Seite mehr Zeit zu widmen.

## 16. Gehaltene Dehnung des Oberkörpers

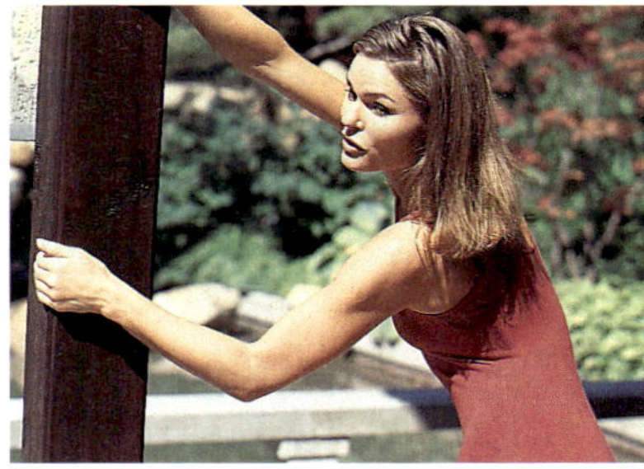

**Ausgangsposition** Debbie hält sich mit beiden Händen an einer Stange, einem Türstock oder einem anderen stabilen Gegenstand fest. Die Füße bleiben nahe am Objekt.

**Übung** Debbie zieht die Hüfte von dem Gegenstand, an dem sie sich festhält, weg. Je weiter man die Hüfte wegzieht, desto stärker wird die Dehnung. Die Position 20 bis 30 Sekunden halten, dann die Seite wechseln.

**Info** Flexibilität wird als der größtmögliche Bewegungsradius über ein oder mehrere Gelenke definiert. Das Ziel von Dehnungsübungen ist, diesen Bewegungsradius zu optimieren, während gleichzeitig die Gelenkstabilität beibehalten wird.

## 17. Dehnung des Rückenstreckers im oberen Rücken

**Ausgangsposition** Maria sitzt mit locker gebeugten Beinen auf dem Boden. Sie beugt den Oberkörper mit rundem Rücken, führt die Hände zwischen die Beine und umfasst von außen die Füße.

**Übung** Kontrahieren Sie die Bauchmuskeln, machen Sie einen runden Rücken, und ziehen Sie ihn so weit wie möglich nach außen. Dabei werden die Schulterblätter geöffnet. Man sollte das Gefühl haben, dass der Rücken einen Bogen beschreibt. Die Position 20 bis 30 Sekunden halten.

**Tipp** Dehnen Sie bis an die Grenze Ihrer Beweglichkeit, aber nicht, bis Sie Schmerz verspüren oder die Muskulatur zu zittern beginnt. Denken Sie daran, langsam aus der gedehnten (End-)Position zurückzugehen. Lassen Sie Ihrer Muskulatur Zeit, wieder in die normale Muskellänge zurückzukehren.

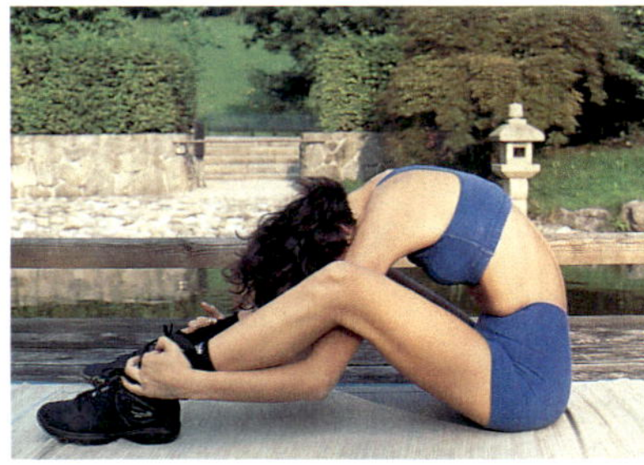

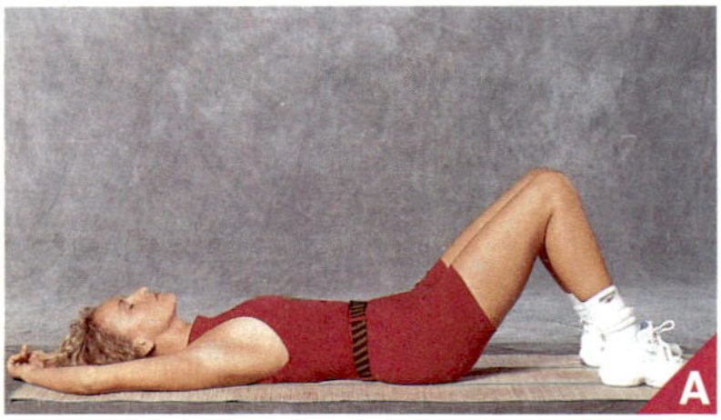


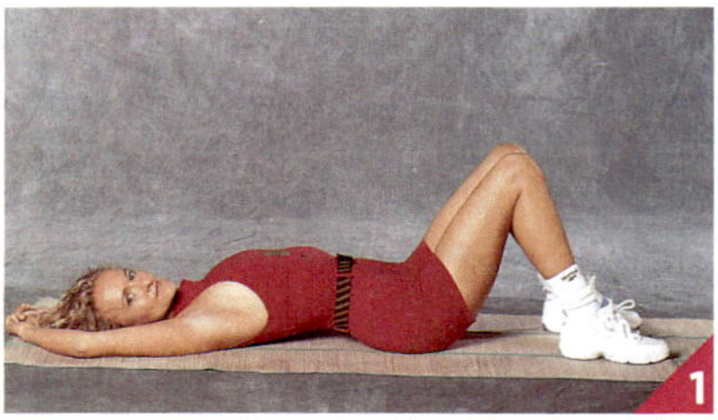


## 1. Beckenkippen

**Ausgangsposition** Daniela liegt entspannt auf dem Rücken, ihre Beine sind aufgestellt. Der untere Rücken liegt flach auf dem Boden.

**Übung** Daniela löst den unteren Rücken (Becken kippen) vom Boden, so dass ein Hohlkreuz entsteht. Dann presst sie ihn fest auf den Boden (Becken aufrichten). Erneut den Rücken vom Boden lösen.

**Wiederholung** × 8–12x ×× 8–24x

**Tipp** Die Bewegungen sollten langsam, fließend und konzentriert ausgeübt werden. Rollen Sie jeden Lendenwirbel einzeln auf und ab. Diese Übung eignet sich auch sehr gut für ein Bauch- und Atemtraining.

## 2. Der Klassiker Nr. 1 – Kräftigung des Rückenstreckers in Bauchlage

**Ausgangsposition** Daniela liegt auf dem Bauch, die Hände sind ineinander gefasst und liegen auf dem Gesäß. Die Stirn liegt auf dem Boden auf. Die Beine sind gestreckt.

**Übung** Kopf und Schultern gleichzeitig heben und wieder senken.

**Varianten** Kopf und Schultern etwas höher anheben, so dass sich die Brust weiter vom Boden löst. Etwas schwerer: Die Hände vor die Stirn legen, die Ellbogen zeigen nach außen; weiter wie oben beschrieben.

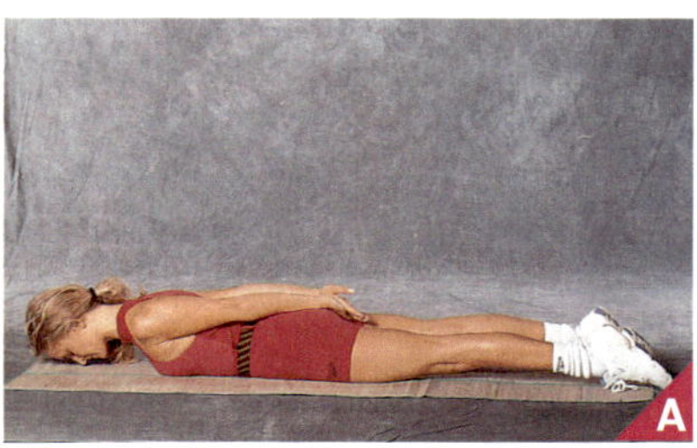


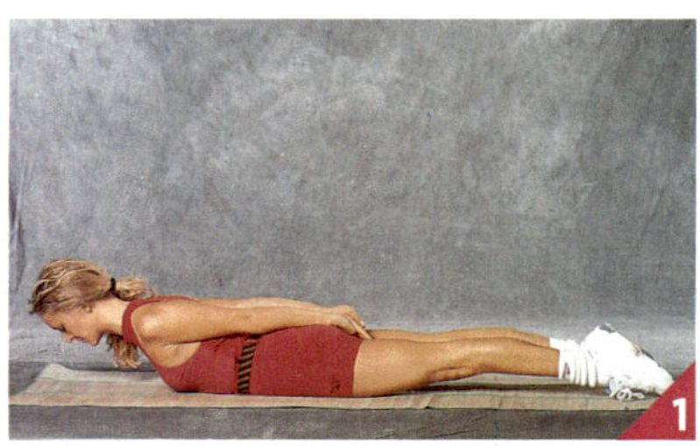

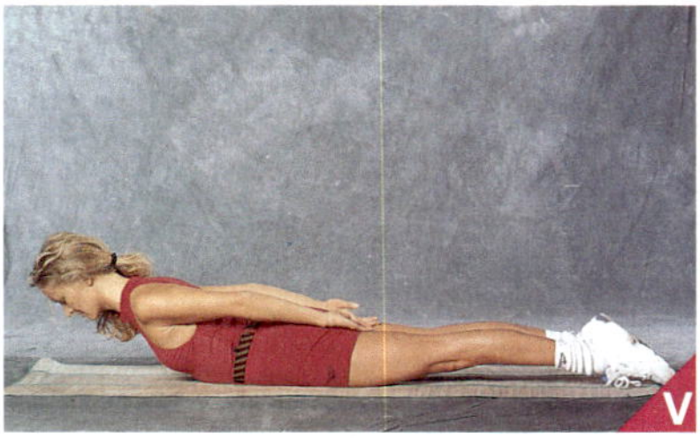


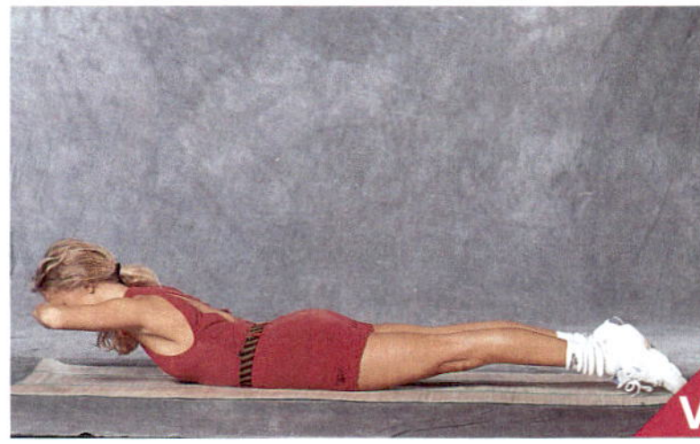


Mit Ball: Die Hände halten den Ball vor dem Kopf. Die Beine am Boden lassen. Die Arme gestreckt heben, dabei den Ball zusammendrücken.

**WIEDERHOLUNG** × 4–8x

×× 8–12x oder 10 bis 20 Sekunden heben und halten

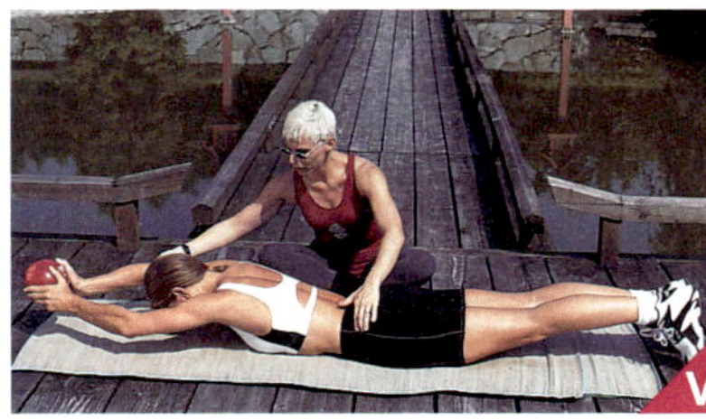


## 3. Der Klassiker Nr. 2 – Beine heben in Bauchlage

**AUSGANGSPOSITION** Daniela liegt auf dem Bauch, ihre Arme liegen angewinkelt auf dem Boden, der Kopf ist entspannt zur Seite gedreht.

**ÜBUNG** Ein Bein gestreckt etwa 10 Zentimeter heben, den Fuß dabei entspannt lassen. Beide Beckenknochen bleiben am Boden. Das Bein wieder senken.

**VARIANTE** Die Ausgangsposition ist die gleiche wie oben. Ein Bein und gleichzeitig den entgegengesetzten Arm gestreckt heben und senken. Dabei sollte das Gefühl entstehen, dass der Rumpf diagonal auseinander gezogen wird.

**WIEDERHOLUNG** × 8–12x

×× 8–24x oder 10 bis 20 Sekunden heben und halten; Beinwechsel

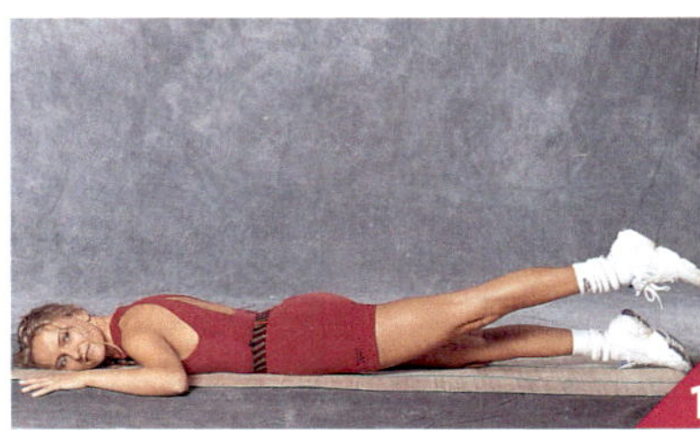


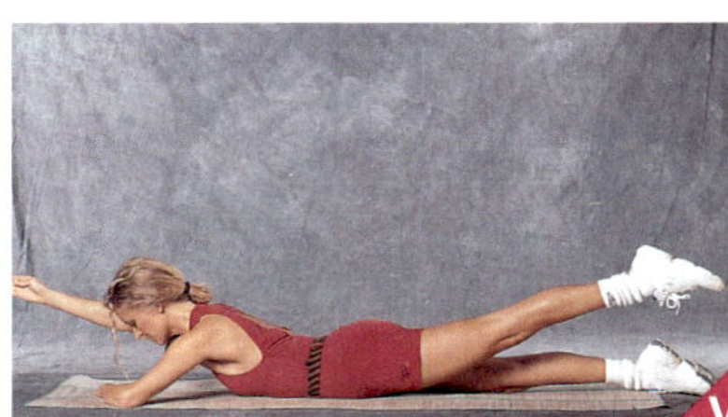

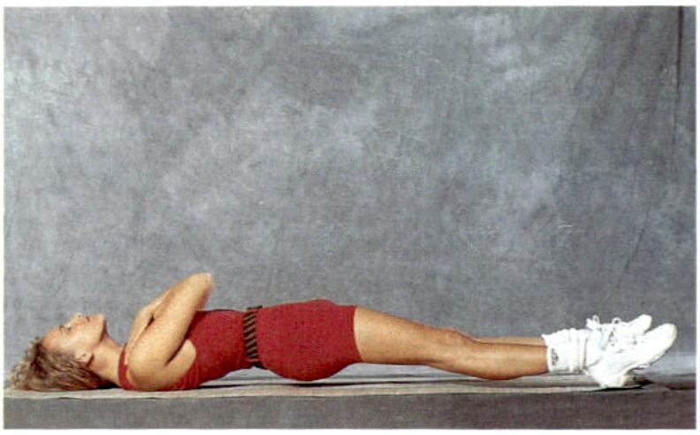

## 4. Drei-Punkt-Hebung

**AUSGANGSPOSITION** Daniela liegt flach auf dem Rücken, die Beine sind gestreckt und hüftbreit geöffnet, die Arme sind über der Brust verschränkt.

**ÜBUNG** Die gesamte Rumpf- und Gesäßmuskulatur anspannen und den Körper einige Zentimeter vom Boden abheben, so dass nur noch fünf Punkte (Kopf, Schulterblätter und beide Fersen) aufliegen. Achten Sie auf eine regelmäßige Atmung, während Sie die Spannung halten.

**WIEDERHOLUNG** × 10 bis 20 Sekunden halten ×× 10 bis 60 Sekunden halten

**TIPP** Mit viel Spannung und Konzentration in der Halteposition bleiben. Je länger Sie die Position halten können, desto effektiver ist die Übung.

## 5. Balanceübung – Stabilisierung der Rückenmuskulatur

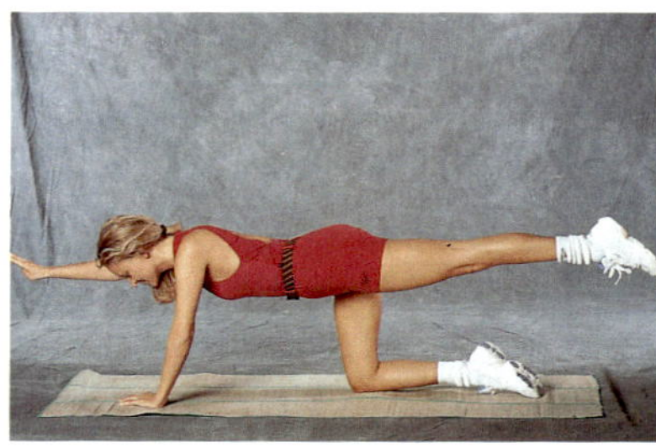

**AUSGANGSPOSITION** Daniela begibt sich in den Vierfüßlerstand. Das Gewicht ist auf alle vier Punkte gleichmäßig verteilt, der Rücken ist gerade und lang, der Kopf bildet die Verlängerung der Wirbelsäule.

**ÜBUNG** Den rechten Arm und das linke Bein zu einer geraden Linie heben. Nach der Haltephase langsam in die Ausgangsposition zurückgehen.

**WIEDERHOLUNG** × 10 bis 20 Sekunden halten; Seitenwechsel
×× 10 bis 60 Sekunden halten; Seitenwechsel.

**INFO** Sie sollten das Gefühl haben, dass jemand gleichzeitig Ihren Arm und Ihr Bein voneinander wegzieht und dass dadurch Ihr Rücken in die Länge wächst.

**TIPP** Der Rücken bleibt absolut gerade; fallen Sie nicht ins Hohlkreuz. Weichen Sie mit Armen und Beinen nicht nach oben aus. Der Kopf ist die Verlängerung der Wirbelsäule.

## 6. Katzenbuckel – Dehnung

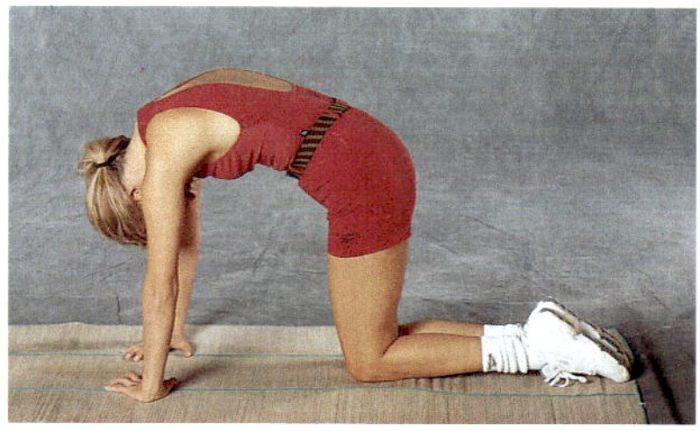

**AUSGANGSPOSITION** Vierfüßlerstand, das Gewicht ist auf alle vier Punkte gleichmäßig verteilt, der Rücken ist lang und gerade.

**ÜBUNG** Den Rücken zu einem Katzenbuckel aufrollen. Die Bauchmuskeln dabei kontrahieren. Den Rücken so weit wie möglich nach oben ziehen, dann wieder langsam in die Ausgangsposition zurückgehen.

**WIEDERHOLUNG** × 10 bis 20 Sekunden halten ×× 10 bis 60 Sekunden halten

**TIPP** Bei Dehnungsübungen für den Rücken sollten Sie sich genügend Zeit nehmen. Führen Sie die Übung langsam und kontrolliert durch, und achten Sie dabei auf eine gleichmäßige und tiefe Atmung. Als Muskel-Ausdauer-Übung die Katzenbuckeldehnung 8 bis 24-mal wiederholen.

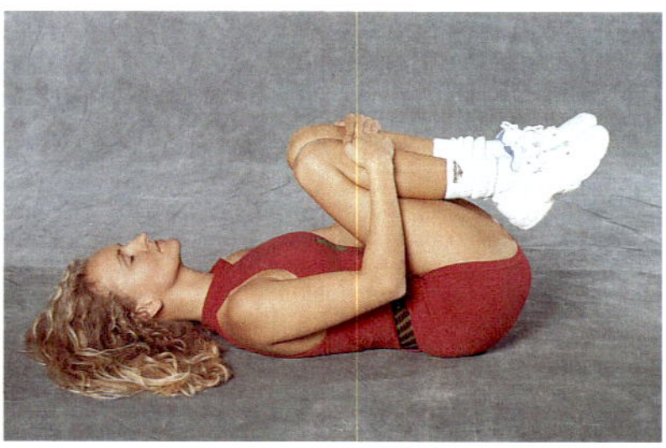

## 7. Rückenkreisel – Dehnung und Selbstmassage

**AUSGANGSPOSITION** Rückenlage, die Beine angewinkelt zur Brust ziehen, die Hände halten die Unterschenkel. Den unteren Rücken flach auf den Boden auflegen.

**ÜBUNG** Den unteren Rücken (Lendenwirbelbereich) in langsamen, kreisförmigen Bewegungen rollen. Mindestens 30 Sekunden lang in jede Richtung kreisen.

**WIEDERHOLUNG** So oft und so lange Sie wollen!

**INFO** Die Flexibilität der Rückenmuskulatur und die Beweglichkeit der Wirbelsäule sind das A und O unseres Gleichgewichts und der Bewegungsfreiheit. Auch in Bezug auf die Beweglichkeit ist die Wirbelsäule eine Meisterleistung der Natur, denn sie gewährleistet, dass wir nicht aus dem Gleichgewicht geraten. Sie verrichtet ständig Ausgleichsbewegungen, die wir meist nicht einmal bemerken. Diese Übungen verbessern die Mobilität der Wirbelsäule und die Flexibilität der Muskulatur.

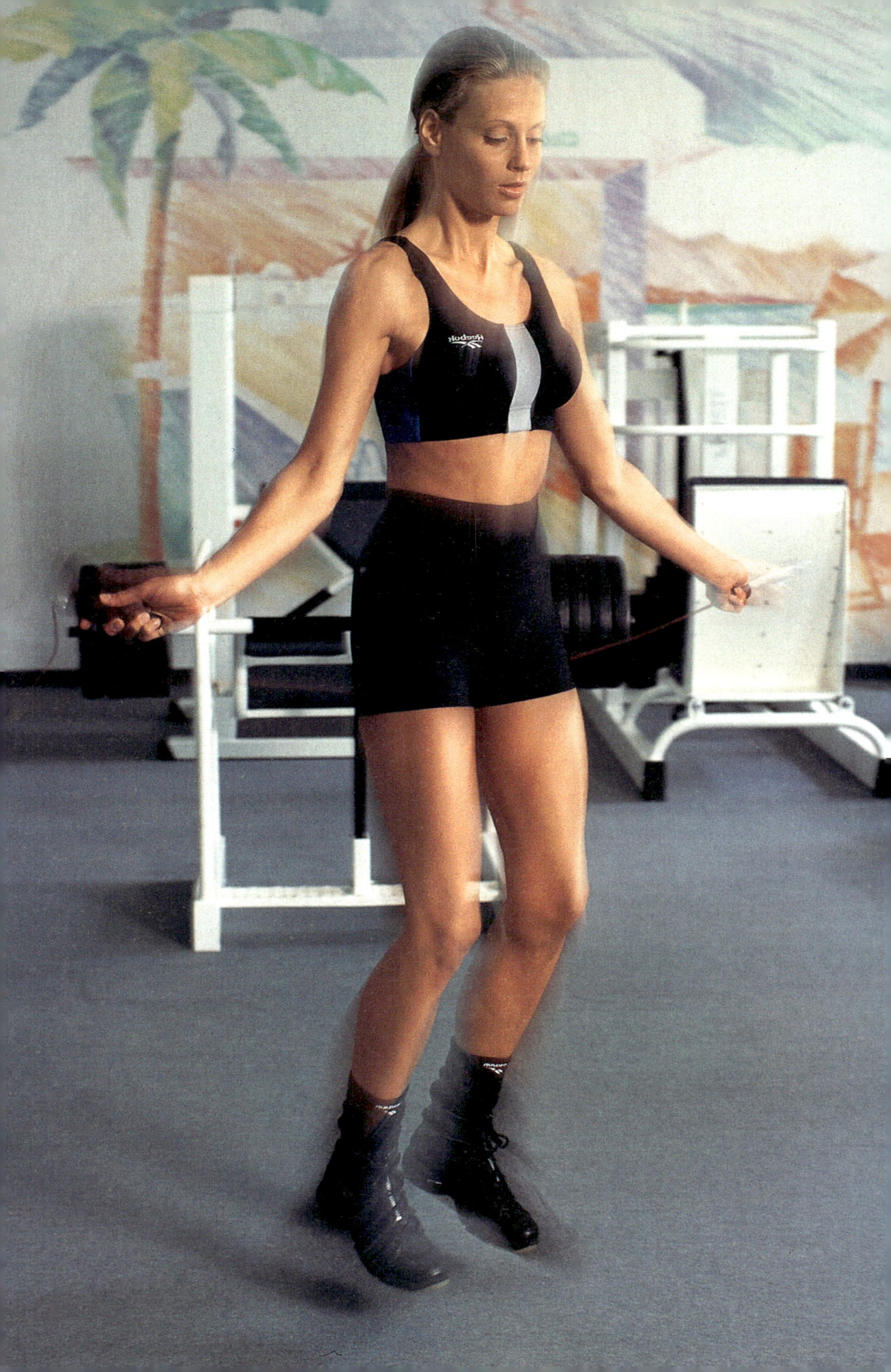

# Herz-Kreislauf-Trainingsarten

*Kardiotraining bedeutet Herz-Kreislauf-Training. Es leitet sich vom griechischen Wort »kardia« (Herz) ab. Ein Kardiotraining umfasst das Training des gesamten Herz-Kreislauf-Systems.*

**Das Herz-Kreislauf-System ist der Schlüssel zu Gesundheit und Fitness. Mit dem richtigen Training können Sie es harmonisieren und stärken.**

## Unterschiedliche Methoden

Warum ist das Herz-Kreislauf-Training so wichtig für unsere körperliche Fitness? Für jede Bewegung braucht die Muskulatur Energie. Der Kraftstoff für eine Muskelkontraktion ist das ATP (Adenosintriphosphat), das in einer kleinen Menge in jedem Muskel vorhanden ist. Diese ATP-Reserven reichen aber nur für eine Belastung von maximal zehn Sekunden aus; dann muss der Muskel mit neuem ATP versorgt werden, d. h., der Körper muss ATP produzieren. Dazu stehen verschiedene Methoden zur Verfügung. Der Körper bedient sich zur Herstellung von ATP, abhängig von der Belastungsart, der Dauer, der Intensität und der eingesetzten Muskelmasse, unterschiedlicher Möglichkeiten.

### Aerobe Methode

Bei der aeroben Methode werden Fette und Kohlenhydrate unter Verbrauch von Sauerstoff zu Kohlendioxid und Wasser abgebaut. Bei diesem komplizierten Stoffwechselprozess wird ATP hergestellt – jedoch nur, wenn Sauerstoff in ausreichenden Mengen in der Muskulatur vorhanden ist.

*Gegen dauernde Müdigkeit und Leistungsschwäche: Das Herz-Kreislauf-Training macht Sie fit für den Alltag.*

### Anaerobe Methode

Hier werden Kohlenhydrate ohne Mitwirkung von Sauerstoff zu Milchsäure abgebaut. Bei diesem Prozess wird ebenfalls ATP aufgebaut, allerdings weniger als bei der aeroben Energiegewinnung. Diese Produktionsweise setzt dann ein, wenn der Körper einer Belastung ausgesetzt ist und die Muskulatur nicht mehr ausreichend mit Sauerstoff versorgen kann.

## Vor- und Nachteile

Für die meisten täglichen Arbeiten reicht die aerobe Energielieferung vollkommen aus. Beispielsweise beim Gehen, beim Autowaschen oder bei verschiedenen Haushaltsarbeiten – hier ist der Sauerstoffverbrauch der Muskulatur gleich dem vorliegenden Sauerstoffangebot. Das bedeutet, die Tätigkeit könnte von der Sauerstoffzulieferung her beliebig lange durchgehalten werden. Läuft man jedoch z. B. eine Treppe schnell hoch, beginnt die Muskulatur anaerob zu arbeiten, da der zur Verfügung stehende Sauerstoff nach kürzester Zeit nicht mehr ausreicht.

**Dass ein Muskelkater erst relativ spät auftritt, hat seinen Grund: Die Muskelfasern sind nur mit einigen wenigen Sinneszellen ausgestattet und können das Gehirn daher nicht sofort über Schäden informieren.**

## Muskelkater

Ein Training bedeutet für den Fitnessanfänger eine ungewohnte körperliche Anstrengung. Der Körper reagiert auf außergewöhnliche Belastungen aber erst nach ungefähr 24 bis 36 Stunden mit schmerzenden Muskeln. Der Schmerz, den wir als Muskelkater bezeichnen, ist das Resultat vieler Mikrotraumen (kleinste Verletzungen), also winziger Risse im Muskelgewebe, die durch die körperliche Arbeit entstanden sind. Ungefähr ein bis vier Stunden nach der Belastung treten weiße Blutkörperchen in das strapazierte Gewebe ein, um tote

Zellen zu beseitigen. Dieser Prozess ermöglicht es dem Gewebe, sich zu erneuern. Die feinen Risse bewirken, dass Gewebsflüssigkeit austritt. Diese Flüssigkeit verursacht – oft kaum spür- oder sichtbar – eine leichte Schwellung. Dadurch wird die Beweglichkeit des Muskels eingeschränkt – man versteift.

Die genaue Ursache der Schädigung ist jedoch unbekannt. Wahrscheinlich ist, dass eine vermehrte Ansammlung von Milchsäure (Laktat) in den Muskelzellen ebenfalls für die Entstehung des Beschwerdebilds verantwortlich ist. Für alle Fitnessfreunde, die körperliche Aktivität als einen Teil ihres gesunden Lebensstils betrachten, sollten Schmerz und Unbehagen auf keinen Fall Trainingsziel sein! Einen Muskelkater als Garant für ein gutes Training anzusehen, ist absolut überholt. Es ist eher im Sinne einer Muskelprophylaxe, mit geringer Intensität, dafür häufiger zu trainieren, damit nur schwache Beschwerden entstehen. Diese vergehen in der Regel schnell, zumal sich der Körper mehr und mehr an die körperliche Arbeit gewöhnt. Besonders wichtig zur Vermeidung von Muskelkater ist ein gründliches Aufwärmen.

**Ein Muskelkater ist im Normalfall nach spätestens drei Tagen verschwunden. Falls Sie also längere Zeit Muskelbeschwerden haben, sollten Sie einen Arzt konsultieren: Es könnte sich um eine Zerrung handeln.**

## Laktat

Für die Trainingspraxis ist noch ein weiterer Faktor besonders wichtig: Bei anaerober Arbeit fällt als Stoffwechselendprodukt Laktat an, das Salz der Milchsäure. Es blockiert den Fettstoffwechsel und kann bei zu großer Anhäufung zum Abbrechen der körperlichen Arbeit zwingen. Je müder ein Muskel ist, desto mehr Laktat ist vorhanden.

Die meisten Menschen sind an einem Herz-Kreislauf-Training interessiert, das den Fettstoffwechsel anspricht. Bei einer aeroben Dauerbelastung, z. B. bei

mehr als 30 Minuten Joggen oder Walking mit einer Intensität von 50 bis 75 Prozent im Herzfrequenzzielbereich, ist der hauptsächliche Energielieferant Fett; trainiert man eher im anaeroben Bereich, so wird die Energie vermehrt aus Kohlenhydraten gewonnen.
Den Bereich, in dem die Energielieferung von überwiegend aerob auf überwiegend anaerob umschaltet, nennt man die anaerobe-aerobe Schwelle.
Durch die dargestellten Zusammenhänge wird deutlich, warum das Herz als wichtigster Muskel des Organismus gilt. Es arbeitet als Pumpe pausenlos und hält durch seine Kontraktionen, die wir als Herzschläge fühlen können, die Blutzirkulation in Gang. Der Organismus wird so mit Sauerstoff und Nährstoffen versorgt, zugleich werden schädliche Kohlendioxide und Schlacken abtransportiert.
Wie jeder andere Muskel kann auch das Herz trainiert werden, was sich auf den Pulsschlag, also auf die Herzfrequenz, auswirkt. Ein trainiertes Herz kann seine Pumparbeit mit weniger Herzschlägen verrichten, es arbeitet ökonomischer.

**Durch regelmäßiges Kardiotraining verringert sich der Ruhepuls – was eine beträchtliche Entlastung für das Herz darstellt. Eine längere Lebensdauer kann die Folge sein.**

## Positive physische Effekte eines Kardiotrainings

- Erhöhung der Stoffwechselrate, dadurch werden mehr Kalorien verbraucht
- Prävention von Herz-Kreislauf-Erkrankungen durch Verhinderung von arteriosklerotischen Prozessen (Gefäßverkalkung) und Blutdrucksenkung
- Verbesserung der Fähigkeit des Herzens, Blut zu pumpen
- Verbesserung der Fähigkeit des Bluts, Sauerstoff aufzunehmen
- Steigerung der Muskelkraft und der Ausdauer
- Vergrößerung des Lungenvolumens

- Verbesserung der körperlichen Konstitution in allen Altersstufen; Verlangsamung der Alterungsprozesse; außerdem wird die Koordination geschult

### Psychosoziale Effekte

- Abbau von Stress
- Steigerung der Leistungsfähigkeit im Beruf und im Privatleben
- Steigerung des Selbstwertgefühls durch bessere Gewichtskontrolle
- Last but not least: Es macht Spaß

## Walking

Für mich ist Walking etwas ganz Besonderes. Zügiges Gehen – das Walking ist Fitnesstraining und Herausforderung zugleich, selbst für Athleten. Diese Sportart ist das Richtige für alle, die gerne in der freien Natur sind. Für Walking gibt es keine Altersbegrenzung. Es eignet sich auch sehr gut für die Rehabilitation.

**Walking ist ideal für alle, denen geschlossene Räume und feste Trainingszeiten zuwider sind. Alles, was Sie benötigen, sind gute Laufschuhe und entsprechende Kleidung.**

### Trainingsempfehlungen

Beginnen Sie, fünfmal die Woche zehn Minuten zu gehen. Sie können dies kontinuierlich auf 30 bis 60 Minuten steigern, ausreichend sind schon drei Walkingeinheiten wöchentlich. Wählen Sie das Tempo so, dass Sie noch in der Lage sind zu sprechen. (Mittlerweile kann man Walking auch in vielen Fitnessstudios auf Laufbändern praktizieren.)

### Bewegungsanweisungen

Wählen Sie eine bequeme Schrittlänge, die Schultern sind entspannt. Halten Sie den Kopf hoch, richten Sie die Augen geradeaus. Zuerst müssen die Fersen aufgesetzt werden, dann erst wird auf die Ballen abgerollt.

## Crosstraining

**Um das Herz-Kreislauf-System positiv zu beeinflussen, ist eine mindestens 20-minütige Ausdauerbelastung erforderlich. Zum Kardiotraining zählt man Fahrradfahren, Treppensteigen, Rudern, Jogging, Schwimmen, Aerobic und Walking.**

Motivieren Sie sich, indem Sie Ihre Aktivitäten mischen. Der Begriff »Crosstraining« umschreibt die Kombination von verschiedenen Sport- oder Fitnessarten. Diese ist am effektivsten, wenn sämtliche körperlichen Aktivitäten in einen sinnvollen Zusammenhang gebracht werden. Ziel einer solchen Kombination ist es, ein Ganzkörpertraining zu entwickeln, das Ausdauer, Kraft und Flexibilität beinhaltet.

Das Crosstrainingskonzept wurde in den frühen achtziger Jahren geboren, als das Triathlon hauptsächlich bei Läufern, die nach etwas Neuem suchten, populärer wurde. Das Training der drei Triathlondisziplinen – Laufen, Radfahren und Schwimmen – bot nicht nur Vielfältigkeit, sondern half auch den ehemaligen Läufern, neue Techniken zu erlernen, ihre Ausdauer zu verbessern und vernachlässigte Muskelgruppen zu kräftigen. So waren die Sportler vor Verletzungen durch die extremen einseitigen Belastungen beim Laufen geschützt. Das Crosstrainingskonzept wurde nach einiger Zeit auf alle Sportarten erweitert, z. B. begannen Tennisspieler mit dem Basketballspiel und Läufer mit Radfahren. Als Resultat bemerkten die meisten eine Steigerung in ihrer Hauptsportart, was auf eine verbesserte Koordination zurückzuführen war. Denn das Training von unterschiedlichen motorischen Abläufen schult das gesamte koordinative Vermögen.

### Trainingsempfehlungen

Crosstraining ist nicht allein Leistungssportlern vorbehalten. Sie können auch in Ihrem Fitnessclub oder im Freien ein komplettes Crosstraining durchführen. Für ein Crosstraining im Ausdauerbereich kombinieren Sie

z. B. ein Aerobictraining mit Fahrradfahren auf einem Ergometer oder Treppensteigen mit Rudern. Zusätzlich führen Sie eine Kombination der vorgestellten Übungen durch oder arbeiten an den Kraftmaschinen. Zum Abschluss dehnen Sie sich noch mit entspannenden Übungen. Wichtig ist, sowohl den Ober- als auch den Unterkörper zu trainieren.

Crosstraining hilft gegen Trainingslangeweile und schützt vor Verletzungen; zudem verschafft es Ihrem Körper eine ausbalancierte Belastungsform. Wenn Sie z. B. an einem Tag die Beine trainieren, so sind am nächsten Tag Arme und Oberkörper dran, während die Beine Erholungspause haben.

**Das Amerikanische College für Sportmedizin (ACSM) empfiehlt, drei- bis fünfmal die Woche zwischen 30 und 60 Minuten zu trainieren. Es rät weiterhin eine Erholungspause von 36 bis 48 Stunden zwischen den Trainingseinheiten an, um Verletzungen zu vermeiden.**

## Workoutarten

Im Folgenden möchte ich Ihnen noch einige Workoutarten vorstellen, die Sie in einem guten Studio finden. Vielleicht kennen Sie manche davon noch nicht.

Step Reebok, wohl der Aerobictrend der neunziger Jahre, ist keineswegs eine neue Trainingsform – Leichtathleten beschäftigen sich schon lange mit derartigen Steigprogrammen. Trainiert wird an kleinen Plattformen, die je nach Leistungsstand und Extremitätenlänge in der Höhe variiert werden können.

### Step Reebok Aerobic

Diese Trainingsform trainiert den gesamten unteren Körperbereich durch Auf- und Absteigen; kraftvolle Armbewegungen sorgen für ein ausgewogenes Oberkörpertraining. Dieser athletische Stil mit einem relativ langsamen Musiktempo spricht auch Männer und Personen mit Koordinationsproblemen an. Ein Basic-Step- oder auch ein Step-Intro-Training zeigt Ihnen alle Schritte und deren Namen. Besonders wichtig ist die korrekte Technik. Außerdem sollte man darauf achten, dass man immer mit dem ganzen Fuß auf das Step tritt, d. h., dass bei jeder Bewegung die gesamte Schuhsohle Kontakt mit der Plattform haben muss. Bei jedem Schritt sollte der Fuß sauber abgerollt werden.

Wichtig ist auch, dass man je nach Stepvariante auf der niedrigsten Stufe anfängt (ausgenommen, man ist sehr groß), denn Bänder und Sehnen benötigen einige Zeit, bis sie sich an die neue Trainingsart gewöhnt haben. Genau wie bei allen anderen Aerobicformen gilt auch beim Step Reebok: Erst die Fußschrittfolge erlernen, dann die Arme mit einsetzen.

Musiktempo: 118 bis 126 bpm (beats per minute);
Niveau: Anfänger und Fortgeschrittene.

**Der neueste Trend im Bereich Herz-Kreislauf-Training heißt Indoor Cycling. Es handelt sich dabei um eine anspruchsvolle Trainingsform mit quasi athletischem Niveau, ohne Aufprall, einfach und effektiv. Vor allem Männer – und unter diesen besonders die Athleten – fühlen sich von diesem Training angesprochen.**

### Slide Reebok

Hierbei handelt es sich um eine sehr athletische Crosstrainingsform. Auf einer Rutschmatte werden seitliche Bewegungen durchgeführt, die dem Eisschnelllauf ähneln. Man trägt spezielle Gleitsocken über den Turnschuhen. Es ist ein wirkungsvolles und herausforderndes Training, das die Gelenke kaum strapaziert. Dabei ist es wichtig, sich Zeit zu lassen, um in dieser neuen Trainingsform sicher zu werden, und dann erst die schwierigen Schrittvariationen auszuführen.

Musiktempo: 120 bis 145 bpm;
Niveau: Fortgeschrittene.

### Indoor Cycling

Aerobes Training auf einem stationären Fahrrad wurde vor acht Jahren von »Johnny G« ins Leben gerufen. Bei dieser Bewegungsart wird zu Musik eine hohe Tretfrequenz mit mentalem Training kombiniert. Indoor Cycling eignet sich hervorragend für die Gruppe, aber auch für Personal-Training-Einheiten. Spezielle Koordinationsfähigkeiten werden nicht vorausgesetzt – das Training ist für fast jeden geeignet. Mit »Spinning«® – unter diesem Warenzeichen wurde die neue Trainingsart eingetragen – kommt man daher schnell in Form.

**Am besten ist es, wenn Sie verschiedene Trainingsarten kombinieren: ein Aerobictraining etwa mit Fahrradfahren oder Jogging. Wenn Ihnen das klassische Aerobic nicht zusagt, dann wählen Sie ein aerobes Workout wie z. B. Indoor Cycling oder Slide Reebok.**

## Auf die richtige Belastung achten

Bei allen Herz-Kreislauf-Trainingsarten sollten Sie stets darauf achten, dass Sie sich nicht zu viel zumuten – vor allem, wenn Sie sportlich nicht sehr fit sind. Ihre persönliche Belastungsgrenze können Sie an ein paar einfachen Merkmalen erkennen.

- **Atmung:** Wenn sich Ihre Atmung zu sehr beschleunigt und Sie durch den Mund einatmen müssen (Hechelatmung), dann sollten Sie eine Pause einlegen, bis sich Ihre Atmung wieder reguliert hat.
- **Schweißabsonderung:** Sind Sie ein Mensch, der stark schwitzt? Oder gehören Sie zu denjenigen Typen, die damit keine Probleme haben? Selbstverständlich geraten Sie ins Schwitzen, wenn Sie ein intensiveres Training hinlegen. Aber trotzdem ist Vorsicht geboten: Zu starkes oder zu geringes Schwitzen können auf eine zu hohe Belastung oder eine Störung hinweisen.
- **Bewegung:** Wenn Ihre Bewegungen unkonzentriert werden, sollte das auch ein Warnsignal für Sie sein. Belasten Sie sich dann etwas geringer, und führen Sie die Bewegung lieber richtig und konzentriert aus.
- **Motivation:** Es kann ebenfalls ein Anzeichen von Überlastung sein, wenn Ihre Motivation nachlässt, wenn Sie beim Training nur Unlustgefühle verspüren und die Übungen am liebsten abbrechen würden. Wenn dies der Fall ist, dann machen Sie mit Sicherheit etwas falsch, denn ein Training sollte nicht nur fordern, sondern immer auch Spaß machen.

# Glossar

**Abduktion** Abspreizen

**Adduktion** Heranführen

**Aerob** (oxidativ) Funktionsbezeichnung für Stoffwechselprozesse, die unter Beteiligung von Sauerstoff ablaufen

**Alignment** Anweisung für die Körperausrichtung bei einer Übung

**Anaerob** (anoxidativ) Funktionsbezeichnung für Stoffwechselprozesse ohne Beteiligung von Sauerstoff

**Arthrose** Gelenkverschleiß

**Atrophie** Schwund des Gewebes, z. B. der Muskeln

**Ausfallschritt** Die Beine sind versetzt, ein Fuß steht vorne, einer hinten

**Ballenstand** Stand auf Zehen und Fußballen; die Fersen sind angehoben

**Bankposition** Stand auf Unterschenkeln und Unterarmen, der Rücken ist gerade → Vierfüßlerstand

**Bodysculpt** Körperformung

**Burnout** Phänomen des Übertrainings; zu viel körperliche oder psychische Belastung kann zu einem rapiden Leistungsabfall führen → Übertraining

**Crosstraining** Kombination von verschiedenen Beanspruchungsformen, die sich gegenseitig ergänzen

**Crunch** Bauchübung

**Double Duty** Mit einer Übung werden zwei Muskelgruppen trainiert

**Dynamisch** Von griechisch: Kraft; Kontraktionsform der Muskulatur, bei der sich der Muskel verkürzt

**Exspiration** Ausatmung

**Fatburner** Menschen, die hohe Konzentrationen von Enzymen des Fettstoffwechsels aufweisen; sie können viel Energie aus den Fetten ziehen

**Footwrap** Methode, das → Tubing um den Fuß zu wickeln

**Hamstrings** Muskelgruppe auf der Beinrückseite zum Beinbeugen

**Herzfrequenz** Anzahl der Herzschläge pro Minute

**Herzfrequenzzielbereich** Der empfohlene Wert liegt bei 65 bis 75 Prozent der maximal erreichbaren Herzfrequenz; dies ist der Pulsbereich bei einem Ausdauertraining

**High Impact** Bewegungen, die »Flugphasen« enthalten, wie Laufen, Springen, Hüpfen

**Hohlkreuz/Hyperlordose** Übermäßige Krümmung des Rückens im Lendenwirbelbereich

**Hyperextension/Hyperflexion** Überstreckung/Überdehnung

**Hypertrophie** Übermäßige Größenzunahme von Gewebe, z. B. Verdickung des Muskels

**Impact** Bewegungen, die nach der biomechanischen Belastungsform unterschieden werden → High Impact und → Low Impact

**Inspiration** Einatmung

**Isometrisch** Muskelkontraktionsform ohne Längenänderung des Muskels

**Kontraindizierte Übung** Bei weitem nicht alle gymnastischen Übungen, die im Sport gebräuchlich sind, dienen der Funktionsverbesserung. Einige Übungen können unter Umständen sogar mehr schaden als nützen. Dazu gehören Windmühle, Pflug, Klappmesser, Hürdensitz, Sit-up mit gestreckten Beinen in den Sitz u. v. a. m.

**Kontraktion** Muskelanspannung und Verkürzung, der Muskel zieht sich zusammen

**Kyphose** Krümmung der Wirbelsäule im Bereich der Brust

**Laktat** Salz der Milchsäure, das im Blut nachweisbar ist

**Lateral** Seitlich

**Lordose** Krümmung der Wirbelsäule im Lenden- und Halsbereich

**Low Impact** Bewegungen, bei denen immer ein Fuß am Boden bleibt, z. B. Marschieren. Der Vorteil der Low-Impact-Bewegungen gegenüber der High-Impact-Form ist, dass hier das Verletzungsrisiko der unteren Extremitäten nicht so hoch ist. Die auftretenden Kräfte bei der Landung sind bei Low-Impact-Bewegungen wesentlich geringer

**Luxation** Auskugelung des Gelenks

**Medial** Mittig

**Mixed Impact** Kombination aus → High Impact und → Low Impact

**Muskeltonus** Spannungsgrad der Muskulatur

**Overload** Trainingsprinzip, wonach ein physiologisches System oder Organ, das belastet wird, mit Verstärkung seiner Strukturen und Verbesserung seiner Funktion reagiert

**P-Zone** Problemzone, die mit Workouts bzw. einem speziellen Problemzonentraining angegangen werden kann (z. B. Bauchtraining)

**Placement** Anweisung für den Körperschwerpunkt bei einer Übung

**Pull-up** Spezielle Muskelübung für den Bizeps

**Push-up** Liegestütze; in mehreren, auch für Ungeübte geeigneten Varianten möglich

**Reverse Crunch** Bauchübung; der Unterkörper löst sich vom Boden

**Rotation** Drehung

**Satz** Festgelegte Wiederholungszahl einer Kraftübung

**Sequenz** Folge einer Übungseinheit

**Skoliose** Seitliche Verkrümmung der Wirbelsäule

**Slide Reebok** Athletische Trainingsform, die auf einer speziellen Rutschmatte ausgeführt wird; die seitlichen Bewegungen ähneln denen eines Eisschnelllaufs

**Squat** Kniebeuge

**Statische Übung** Übung mit nur isometrischer Anspannung

**Steady State** »Fließgleichgewicht«; der Trainingszustand, bei dem das Gleichgewicht zwischen Energieverbrauch und -lieferung erreicht ist

**Step Reebok** Aerobicform, bei der man Steps (Plattformen) benutzt; das Auf- und Absteigen trainiert den Unterkörper; mit kräftigen Armbewegungen wird der Oberkörper trainiert

**Superkompensation** Eine körperliche Reizschwelle wird durch Belastung überschritten und stört damit das innere Gleichgewicht, d. h., es werden mehr Energie und Substanz abgebaut. In der Erholungsphase stellt der Körper, quasi als Schutzmechanismus, ein höheres Energieniveau her, um möglichen Belastungen gewachsen zu sein. Bei regelmäßigen Reizen kommt es zu Anpassungserscheinungen – sie werden als Trainingseffekt bezeichnet

**Tubing** Gummiband mit Griffen

**Übertraining** Der menschliche Körper kann nicht unbegrenzt trainiert werden; er braucht Erholungsphasen, um sich zu regenerieren und wieder leistungsfähig zu werden. Unter dem Begriff des Übertrainings fasst man alle Symptome zusammen, die durch zu viel Training oder Stress auftreten. Dazu gehören innere Unruhe, Erregbarkeit, mangelnde Konzentrationsfähigkeit genauso wie körperlicher Leistungsabfall und Störungen des Herz-Kreislauf-Systems. Im englischen Sprachraum spricht man in diesem Zusammenhang auch von → Burnout.

**Vierfüßlerstand** Stand auf den Unterschenkeln und Händen, der Rücken ist gerade; wird auch als Bankstellung oder → Bankposition bezeichnet

**Walking** Gehtraining, das ein spezielles, zügiges Gehen erfordert

**Warm-up** Aufwärmen; es hat die Funktion, den Körper auf die kommende Belastung vorzubereiten, und sollte fünf bis zehn Minuten dauern

**Workout** Wird im angloamerikanischen Sprachraum als Bezeichnung für ein Training verwendet; es hat eher die Bedeutung, dass der Körper während eines Trainings ausreichend belastet wird und man danach das Gefühl der Ausgeglichenheit hat

## Über die Autorin

*Jennifer Wade* studierte in New York klassisches Ballett und absolvierte dort eine Ausbildung zur Ballettlehrerin. Mitte der achtziger Jahre ließ sie sich zur Aerobictrainerin ausbilden. Seit 1989 ist sie selbst Ausbilderin für Aerobic. 1996 konzipierte Jennifer Wade ein Personal-Training-Programm für SAFS/BETA, das sie seither bundesweit leitet. Von 1999 an wird sie als Dozentin an der staatlich anerkannten Sportberufsschule Glucker in Stuttgart das Fach Personal Training leiten. Neben ihrer Beratungstätigkeit für Vogue, GQ und Fit for Fun ist sie offizielle Fitnessberaterin für Reebok Deutschland und Polar Electro Deutschland sowie Koordinatorin des Step-Reebok-Programms. Sie engagiert sich vor allem für das Fitnesskonzept Personal Training, das ein effektiveres Training durch individuelle Betreuung zum Ziel hat.

## Literatur

*Wade, Jennifer:* Personal Fitness Training. Mit Workout für Bauch, Po, Brust, Rücken, Arme und Beine. Cormoran Verlag. München 1998

## Hinweis

Das vorliegende Buch ist sorgfältig erarbeitet worden. Dennoch erfolgen alle Angaben ohne Gewähr. Weder Autorin noch Verlag können für eventuelle Nachteile oder Schäden, die aus den im Buch gemachten praktischen Hinweisen resultieren, eine Haftung übernehmen.

## Bildnachweis

Alle Bilder stammen vom Südwest Verlag, München (U. Kimming), außer: Südwest Verlag, München: 17u., 25, 40, 76 o. und li.u., 80 u., 81, 85, 86, 87, 88, 89, 92, 93, 94 u., 95 o., 96, 101 o., 108 u., 110, 111o., M.u. und u., 112, 113 (F. Faltenmaier), 18 (Rause); Tony Stone, München: 14 (L. Asamski Peek), 28 (C. Panchout)

**Impressum**

Originalausgabe © MIIM Südwest Verlag, München. Der Südwest Verlag ist ein Unternehmen der Verlagsgruppe Random House GmbH, München.



Für diese Ausgabe:
Redaktion:
Martina Rözel
Herstellung:
Tara Tobias Moritzen
Umschlaggestaltung:
Peter Udo Pinzer, Eppstein
Titelbild: © Lescourret/mauritius images
Reproduktion:
Jung Medienpartner, Limburg
Druck und Bindung:
EuroGrafica, Marano

Texte: Ute Haas
Redaktion: Anja Feise
Projektleitung:
Dr. Alex Klubertanz
Redaktionsleitung und medizinische Fachberatung:
Dr. med. Christiane Lentz
Bildredaktion:
Gabriele Feld
Produktion:
Manfred Metzger
Layout:
Wolfgang Lehner



Printed in Italy

ISBN 3-8336-0436-0
www.bellavista-verlag.de